終末期がん患者の輸液療法に関する ガイドライン

2013年版

編集　特定非営利活動法人 日本緩和医療学会 JSPM
　　　緩和医療ガイドライン委員会

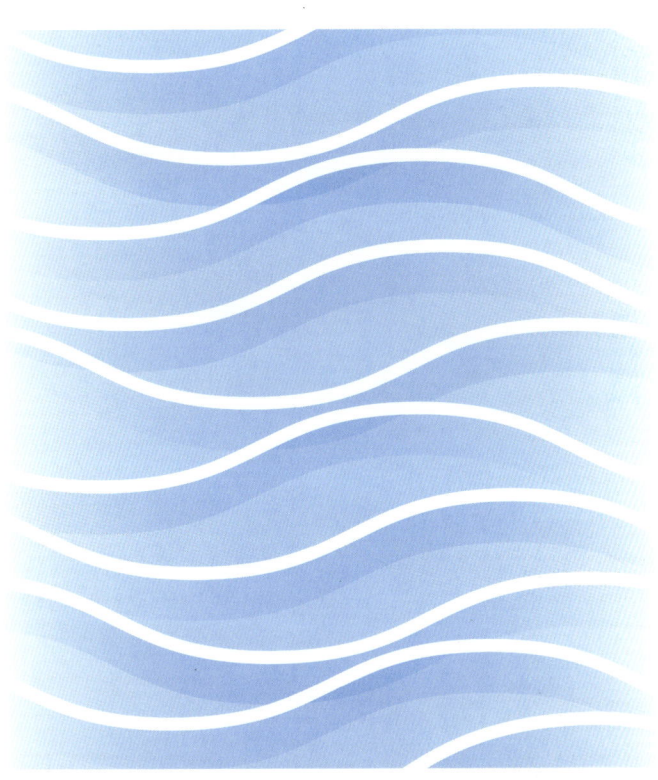

金原出版株式会社

Clinical Guidelines for Infusion Therapy in Advanced Cancer Patients

edited by
Japanese Society for Palliative Medicine

©2013
All right reserved.
KANEHARA & Co., Ltd., Tokyo Japan
Printed in Japan

緩和医療ガイドライン委員会

委員長	太田 惠一朗	湘南鎌倉総合病院オンコロジーセンター
前委員長	的場 元弘	国立がん研究センター中央病院緩和医療科（2012年8月まで，前任）
担当委員	池永 昌之	淀川キリスト教病院ホスピス・こどもホスピス病院ホスピス科
	東口 髙志	藤田保健衛生大学医学部外科・緩和医療学

輸液ガイドライン改訂 WPG（Working Practitioner Group）

WPG員長	東口 髙志	藤田保健衛生大学医学部外科・緩和医療学
WPG員	浅井 篤	熊本大学大学院生命科学研究部生命倫理学分野（外部委員）
	蘆野 吉和	十和田市立中央病院
	荒金 英樹	愛生会山科病院外科
	有賀 悦子	帝京大学医学部内科学講座緩和ケア内科
	飯田 邦夫	協立総合病院緩和ケア診療部
	家田 秀明	名古屋掖済会病院緩和医療科
	池垣 淳一	兵庫県立がんセンター麻酔科・緩和ケア内科
	池永 昌之	淀川キリスト教病院ホスピス・こどもホスピス病院ホスピス科
	稲葉 一人	中京大学法科大学院（外部委員）
	乾 明夫	鹿児島大学大学院医歯学総合研究科心身内科学分野（外部委員）
	岡部 健	岡部医院（故人）
	尾阪咲弥花	越川病院緩和ケア科
	木澤 義之	筑波大学医学医療系臨床医学域
	栗原 幸江	がん・感染症センター都立駒込病院緩和ケア科
	小原 弘之	県立広島病院緩和ケア科
	小山 弘	国立病院機構京都医療センター総合内科（外部委員）
	小山 祐介	福山市民病院麻酔科
	清水 哲郎	東京大学大学院人文社会系研究科死生学・応用倫理センター
	須賀 昭彦	静岡済生会総合病院緩和医療科
	千﨑美登子	北里大学病院看護部
	祖父江和哉	名古屋市立大学大学院医学研究科麻酔・危機管理医学分野
	瀧川千鶴子	KKR札幌医療センター緩和ケア科
	田村 恵子	淀川キリスト教病院看護部
	田村洋一郎	足利赤十字病院緩和ケア内科
	月山 淑	和歌山県立医科大学附属病院腫瘍センター緩和ケア部門
	中島 信久	東札幌病院緩和ケア科
	長谷川久巳	虎の門病院看護部
	濱 卓至	大阪府立病院機構大阪府立成人病センター心療・緩和科
	林 章敏	聖路加国際病院緩和ケア科
	二村 昭彦	藤田保健衛生大学七栗サナトリウム医療技術部薬剤課
	細矢 美紀	国立がん研究センター中央病院看護部
	宮下 光令	東北大学大学院医学系研究科保健学専攻緩和ケア看護学分野
	向山 雄人	がん研究会有明病院緩和治療科
	森 直治	藤田保健衛生大学医学部外科・緩和医療学

評価委員	飯島　正平	箕面市立病院外科
	隈本　邦彦	江戸川大学メディアコミュニケーション学部（外部委員）
	四方　　哲	三重県立一志病院家庭医療科（外部委員）
	志真　泰夫	筑波メディカルセンター病院緩和医療科
	濱本　千春	YMCA訪問看護ステーション・ピース
	尾藤　誠司	国立病院機構東京医療センター臨床研究センター政策医療企画研究部（外部委員）
	丸山　道生	東京都保健医療公社大久保病院外科（外部委員）
	森田　達也	聖隷三方原病院緩和支持治療科

発刊にあたって

　日本緩和医療学会は、「がんやその他の治癒困難な病気の全過程において、人々のQOLの向上を目指し、緩和医療を発展させるための学際的かつ学術的研究を促進し、その実践と教育を通して社会に貢献すること」を目的に1996年に設立されました。わずか16年の間に、すでに会員数が1万人を超える規模になっています。この急成長は、多種に亘るメディカルスタッフと国民相互の関心、そしてその期待の表れといえるでしょう。この期待に応えるべく、今後も緩和ケアの普及・啓発、医療者の教育・育成に邁進し、全国に質の高い緩和医療体制を整備・構築していくことが、この学会の大きな責務と感じています。

　このたび『終末期がん患者の輸液療法に関するガイドライン2013年版』が、本学会が刊行した5番目のガイドラインとして新たに上梓されました。本書は、2006年に厚生労働科学研究費の助成を受け、会員向けに公開された『終末期癌患者に対する輸液治療のガイドライン（第1版）』(Web)の改訂版にあたります。

　本ガイドラインでは、生命予後1カ月以内と考えられる終末期がん患者を対象とした輸液療法を中心に取り扱っています。しかし終末期における輸液療法は、医療従事者、患者・家族、双方の価値観や心情的側面に大きく左右される部分があり、未だ施設間・地域間格差が大きな治療法です。この点も踏まえ、この改訂版には、「背景知識」の項が加筆されています。ガイドライン作成過程においては、臨床疑問を設定する、文献を吟味する、エビデンスに基づいた推奨を導出する、などが大きな原則です。しかし緩和医療においては、大規模なRCTが実施しにくいなどの特有の事情があり、加えて悪液質を含む終末期がん患者の複雑多岐な病態は、まだまだ解明途上で結論には至っておりません。そこで、「背景知識」の項では、ガイドラインを読み解くための基礎的な知識を得ていただくとともに、そういった意見百出の最新の話題にも触れられるように構成されています。さらに、「倫理的問題」や「法的問題」の項では、輸液の継続・中止に関する本学会の立場が明確に示されています。この項も非常に重要ですので、ぜひご一読ください。

　ガイドライン作成のための"作成・作業部会"は、多職種の専門家である委員により構成され、その答申をデルファイ法に従い計4回にわたり妥当性の評価を行い、最後にAGREE評価を受けることにより、ここに完成いたしました。医療者間でも判断に迷う臨床疑問を取り上げながら、かつ質の高いガイドラインとなっています。本書が、患者さんや御家族にとって最善の医療を提供するための一助となることを祈念するとともに、作成に関わったすべての編集・監修・執筆者の並々ならぬ熱意と御尽力に敬意を表し、感謝の意を表します。

2012年12月

特定非営利活動法人　日本緩和医療学会
理事長　細川豊史

目次

I章　はじめに

1 ガイドライン作成の経緯と目的 … 002
2 ガイドラインの使用上の注意 … 004
1. 対象患者 … 004
2. 効果の指標 … 006
3. 使用者 … 006
4. 個別性の尊重 … 007
5. 定期的な改訂の必要性 … 007
6. 責　任 … 007
7. 利益相反 … 007
8. 構　成 … 007

3 推奨の強さとエビデンスレベル … 009
1. エビデンスレベル … 009
2. 推奨の強さ … 010
3. 推奨の強さとエビデンスレベルの臨床的意味 … 012

4 用語の定義 … 013

II章　背景知識

1 輸液とは … 016
1. 輸液の定義 … 016
2. 輸液の種類と適応 … 016
3. 輸液の禁忌 … 018

2 輸液剤 … 019
1. 輸液の種類 … 019
2. 補充輸液剤と維持輸液剤 … 020
    1. 補充輸液剤 … 020
    2. 維持輸液剤 … 021

3 輸液の生理作用 … 023
1. 生体内水分量とその分布 … 023
2. 体液分布と電解質 … 024
3. 輸液の種類と再分配 … 024

4 輸液による栄養療法の基本 … 026
1. 栄養状態とは … 026
2. 栄養障害とその種類 … 026
3. 栄養評価法 … 026
    1. 主観的栄養評価法 … 027
    2. 客観的栄養評価法 … 028
4. 栄養管理のプランニング … 030
    1. 栄養管理法の選択 … 030
    2. 栄養投与成分の決定 … 031
    3. 水・電解質投与量の決定 … 031
    4. 必要エネルギー量の決定 … 032
    5. 蛋白（アミノ酸）投与量の決定 … 032
    6. 脂肪投与量の決定 … 032
    7. 糖質投与量の決定 … 033
    8. 微量栄養素の効果と投与量 … 033

5 輸液に伴う合併症 … 034
1. 高血糖 … 034
2. 低血糖 … 034
3. 肝内胆汁うっ滞 … 034
4. アミノ酸代謝異常 … 035
5. 必須脂肪酸欠乏症 … 035
6. 乳酸アシドーシス … 035
7. 微量元素欠乏症 … 036
8. 昏　睡 … 036
9. 電解質異常 … 036

6 在宅経静脈栄養 … 037
1. 在宅経静脈栄養の適応と禁忌 … 037
2. 在宅経静脈栄養実施の体制づくり … 037
    1. 入院中の体制づくり … 037
    2. 在宅療養の体制づくり … 037
    3. 外来での管理・フォローアップ … 037
3. 合併症とその対処方法/患者・家族教育 … 038
4. 輸液剤の調製・供給 … 038
5. 輸液管理と実施 … 038
    1. カテーテルの選択と留置法 … 038
    2. 在宅用輸液システムと必要な器具 … 039

❸ 輸液システム管理の実際　　039
7 皮下輸液法　　041
　1．皮下輸液の適応　　041
　2．皮下輸液の方法　　041
　3．皮下輸液による補液の利点　　041
　4．皮下輸液による補液の欠点　　041
　5．皮下輸液の実施法　　042
　6．皮下投与が可能な薬剤　　042
　7．皮下投与が不可である薬剤　　042
　8．皮下輸液剤の選択　　043
8 がん患者の栄養状態の特徴　　044
　1．がん自体の病態に基づく栄養障害　　044
　2．不適切な栄養管理による栄養障害
　　（医原性栄養障害）　　044
9 がん悪液質の概念と最近の動向　　046
　1．悪液質の定義　　046
　2．悪液質発生の機序　　047
　3．がん患者に対する栄養管理の原則　　047
　❶ 栄養補給ルート　　047
　❷ エネルギー投与量　　048
　❸ 終末期における輸液管理　　048
　4．代謝制御・栄養管理の実際　　049
　❶ 非ステロイド性消炎鎮痛薬（NSAIDs）　　049
　❷ コルチコステロイド　　049
　❸ 抗サイトカイン療法　　049
　❹ エイコサペンタエン酸（EPA）　　050
　❺ 分岐鎖アミノ酸（BCAA），L-カルニチン，
　　CoQ10　　050
　❻ 消化管運動亢進薬　　050
　❼ 運動療法　　050
　❽ 栄養指導・栄養教育　　050
　❾ チーム医療と集学的アプローチ　　050
　❿ その他の治療　　051
10 精神面・生活への影響　　053
　1．意思決定に関して　　053
　❶ 患者・家族・医療者間における認識と
　　情報の共有　　053
　❷ 心理的苦痛への支援　　054
　2．実施に関して　　054
11 倫理的問題　　058
　1．基本的な考え方　　058
　2．一般的な倫理原則および行動規範　　058
　3．意思決定のプロセス　　059
　4．倫理的意思決定の問題点　　061
　5．特に輸液に関する問題　　061

III章　推奨

● 概念的枠組みと全般的な推奨　　066
1 身体的苦痛・生命予後　　069
　1 身体的苦痛　　069
　2 生命予後　　097
2 精神面・生活への影響　　106
3 倫理的問題　　137

IV章　法的問題

1 本ガイドライン委員会の考え方　　148
2 臨床疑問に対する基本的な考え方　　149
3 法的問題に関する解説　　151
　1．死を招く行為に関する法的な考え方　　151
　2．本人や家族の意思の位置付け　　155
　❶ 本人の意思　　155
　❷ 家族の意思　　156
　3．先　例　　157

V章　資料

1 作成過程　　160
　❶ 概　要　　160
　❷ 臨床疑問の設定　　160
　❸ 系統的文献検索　　160
　❹ 妥当性の検証　　161
　❺ 緩和医療学会の承認　　163
2 文献検索式　　164
3 海外他機関によるガイドラインの要約　　170
4 今後の検討課題　　175

　索　引　　176

臨床疑問一覧

Ⅲ章 推奨
1 身体的苦痛・生命予後
1 身体的苦痛
[臨床疑問1] 輸液は総合的QOL指標を改善するか? ──── 069
[臨床疑問2] 輸液は腹水による苦痛を悪化するか? 輸液の減量は腹水による苦痛を軽減するか? ──── 073
[臨床疑問3] 輸液は嘔気・嘔吐を改善するか? 輸液の減量は嘔気・嘔吐を改善するか? ──── 076
[臨床疑問4] 輸液は口渇を改善するか? ──── 080
[臨床疑問5] 輸液は胸水による苦痛を悪化するか? 輸液の減量は胸水による苦痛を軽減するか? ──── 083
[臨床疑問6] 輸液の減量は気道分泌による苦痛を軽減するか? ──── 086
[臨床疑問7] 輸液はせん妄を改善するか? ──── 089
[臨床疑問8] 輸液は倦怠感を改善するか? ──── 092
[臨床疑問9] 輸液は浮腫による苦痛を悪化するか? 輸液の減量は浮腫による苦痛を軽減するか? ──── 094

2 生命予後
[臨床疑問10] 輸液は消化管閉塞のある終末期がん患者の生命予後を延長するか?
輸液の減量は体液貯留症状のあるがん性腹膜炎患者の生命予後を短縮するか? ──── 097
[臨床疑問11] 輸液はがん悪液質を認める患者の生命予後を延長するか? ──── 101
[臨床疑問12] 輸液は臓器不全のある終末期がん患者の生命予後を延長するか? ──── 104

2 精神面・生活への影響
[臨床疑問13] 患者・家族が輸液を行う・行わない・中止することに関して感じる不安への適切なケアは何か? ──── 106
[臨床疑問14] 輸液をしているために「外泊,退院できない」という患者への適切なケアは何か? ──── 111
[臨床疑問15] 「点滴の針を刺される」ことが苦痛となっている患者への有効なケアは何か? ──── 114
[臨床疑問16] 抑うつ状態にあり「これ以上生きていたくない」ことを理由に輸液を希望しない患者への適切なケアは何か? ──── 117
[臨床疑問17] 抑うつ状態にないが「自然な経過に任せたい」ことを理由に輸液を希望しない患者への適切なケアは何か? ──── 121
[臨床疑問18] 患者の苦痛が強く死期が迫っているが,意思表示できない場合,家族が「食べられないので点滴をしてほしい」と希望するときの適切なケアは何か? ──── 124
[臨床疑問19] 患者は希望しないが,家族が「食べられないので点滴をしてほしい」と希望するときの適切なケアは何か? ──── 128
[臨床疑問20] 終末期がん患者に1,000 mL/日の輸液を行う場合,生活への支障を来さないケアの工夫は何か? ──── 131
[臨床疑問21] 1,000 mL/日の輸液を24時間持続して受けている終末期がん患者が夜間の頻尿に伴う不眠を訴えた場合,適切なケアは何か? ──── 133
[臨床疑問22] 口渇による苦痛の緩和に有効なケアは何か? ──── 135

3 倫理的問題
[臨床疑問23] 患者の希望が,医療チームが判断する患者の最善と一致するとき,患者の希望に従って輸液を行わない(減量・中止する)ことは,倫理的に許されるか? ──── 137

[臨床疑問24] 患者の希望が,医療チームが判断する患者の最善と一致しないとき,患者の希望に従って輸液を行わない(減量・中止する)ことは,倫理的に許されるか? ──── 139

[臨床疑問25] 患者が十分な情報を得たうえで,輸液を拒否する意思を明確に示しており,医療チームが判断する患者の最善とも一致するが,家族が輸液を希望する場合に,輸液を行うことは倫理的に許されるか? ──── 141

[臨床疑問26] 患者に意思決定能力がなく,以前の意思表示などもなく,輸液に関する希望が不明確な場合,家族の希望に従って,輸液を行う・行わない(減量・中止する)ことは倫理的に許されるか? ──── 144

IV章　法的問題
2 臨床疑問に対する基本的な考え方

[臨床疑問27] 意思決定能力のある患者の真摯で,任意,かつ自発的な意思に従って輸液を行わない(減量・中止する)ことは,法的に許されるか? ──── 149

[臨床疑問28] 現在,患者に意思決定能力がないが,以前意思決定能力があったときに任意かつ真意に基づく患者の意思がある場合,以前の意思表示に従って輸液を行わない(減量・中止する)ことは,法的に許されるか? ──── 149

[臨床疑問29] 現在,患者に意思決定能力がないが,輸液を行わないことに関する事前の本人の明確な意思があるなかで,それに一致しない治療を家族が希望する場合,家族の意思に従った輸液療法を選択することは,法的に許されるか? ──── 150

[臨床疑問30] 現在,患者に意思決定能力がなく本人の従前の意思も明確でない場合に,家族の意思に従った輸液療法を選択することは,法的に許されるか? ──── 150

I章
はじめに

1 ガイドライン作成の経緯と目的
2 ガイドラインの使用上の注意
3 推奨の強さとエビデンスレベル
4 用語の定義

I章　はじめに

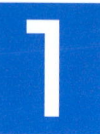

ガイドライン作成の経緯と目的

　2002年のWHOの緩和ケアに関する概念の変換や，2006年の本邦のがん対策基本法の策定によって，がんに関わる緩和ケアは終末期に特化したものから，がんと診断されたときからの緩和ケアへとその概念と取り組みの方向性が大きく変更された。そのなかで，がん患者における経口摂取の状況と栄養状態ならびに生活の質（quality of life；QOL）との関係，さらには輸液療法の適正実施と延命との関連など，がん患者の終末期における輸液療法に大きな注目が集まっている。

　経口摂取の減少は終末期がん患者に高頻度にみられる症状であるが，これに際して実施される人工的水分・栄養補給の施行率は医師や施設によって大きな差がある。すなわち，患者がどのような人工的水分・栄養補給を受けるかは，単一の指標ではなく，患者・家族の価値観や医師の治療目標，および各治療の選択肢によってもたらされる利益・不利益のバランスなどを組み合わせた総合的な評価に基づいて決定される。したがって，終末期がん患者に対する人工的水分・栄養補給についてのガイドラインの作成は，より標準的な治療法や方針を明確にすることになり，適正治療を望む多くの患者・家族にとって大きな利益をもたらすものと考えられる。しかし実際には，人工的水分・栄養補給に関する選択は，複数の要素によって患者個々に決定されるため，患者全体を均一化した単一のプロトコールでは，概ね適切な輸液療法の可否や，その内容に関する選択の指針とはなりにくい。そのため，生理的かつ病態的な立場と，症候や症状制御を優先する立場，さらには倫理的な立場と，あらゆる角度からの検討が必要とされ，誰もが納得できる信頼性の高いガイドラインの作成は容易ではない。

　一方，近年欧米を中心としてがん悪液質の代謝動態や病態，治療，そして定義をはじめとする概念の追究が行われるようになり，がん患者における代謝・栄養学が大きく成長を遂げてきている。それに伴って，世界各国でがん終末期の輸液療法のあり方が見直されつつあることはいうまでもない。

　2006年に本ガイドラインの前身である『終末期癌患者に対する輸液治療のガイドライン（第1版）』（Web）が安達 勇作成責任者のもと，協議に協議を重ねたうえで公開された。これは本邦にとっては，初めてがん終末期の輸液療法のあり方にメスを入れた貴重なガイドラインとなった。しかし，明確にしておかねばならないのは，このガイドラインは，推定余命1〜2カ月という設定で，しかも投与水分量を中心とした終末期がん患者の輸液療法のガイドラインとして作成されたものである。このガイドラインを作成した時期においては，前述したがん悪液質に関する世界規模での討論は活発ではなく，検索し得た参考論文もわずかであった。そこで，その病態や代謝学的対応に触れることなく，実際の臨床現場で経験される終末期がん患者の症状やそれに対する輸液療法について，緩和ケアの立場からデルファイとコンセンサスミーティングを繰り返して作成された。このガイドラインの出版によって，がん終末期における過剰な水分投与は控えられるようになり，患者にとって不利益となる輸液過剰によって増長される全身の浮腫，胸水，腹水，喀痰や嘔吐物の増加は大きく制御されるようになった。しかし，一方であまりに早期からの水分制限を行ってしまい，輸液量や投与エネルギーの減量による脱水や栄養不良をきたして，患者の症状や病状の増悪を引き起こしてしまうことも危惧された。加えて，がん悪液質に関する代謝学的検討が進むにつれて，がん悪液質の終末像が飢餓による

高度の栄養障害の臨床像と鑑別が難しいことから，投与エネルギーや栄養素を省き，単純に投与水分量のみに特化したガイドラインの作成は，臨床におけるガイドラインという位置づけでは逆に困難であると考えられた。

　そこで今回のガイドライン作成に際しては，がん悪液質に関する著書，論文，その他のガイドラインも検索し，水分量だけでなくエネルギーや蛋白（アミノ酸）を中心とした栄養素の投与についても参考としていただけるように，がんという疾患に特異的な病態や代謝状態を踏まえたものにすべきと考えた。しかし，設定される推定余命を第1版と同様に1～2カ月とすると，この時期はがん悪液質の代謝動態が慢性炎症的な代謝亢進から生体の終焉に向かっての代謝抑制にいたる，まさしく移行時期に相当し，最大公約数的な立ち位置から集約される治療指針は，エビデンス解析のうえでも臨床の場でもほとんど意味をもたなくなることが危惧された。そこで，今回は推定余命を1カ月以内と限定し，ほとんどの症例でがん悪液質が生体に悪影響を明確におよぼすであろう時期での輸液療法に注目して，ガイドラインを作成した。したがって，本ガイドラインは，推定余命1カ月以内の患者の輸液療法を，その際の症状と病態や代謝動態を踏まえて，投与水分量だけでなく投与エネルギーや一部の栄養素についてもできるだけ明瞭にすることを目的として作成された。また，先にも述べたが，現在の世界的な緩和ケアを取り巻く環境から，現在あるいは将来において社会が求めるがん緩和ケアの実践には，より詳細ながんの病態や代謝動態，さらにはそれによってもたらされる症状増悪への対応に関する種々の知識が必要と考えられ，「背景知識」には輸液の定義などの輸液療法の基礎から応用，そしてがん悪液質に関する最新の情報も盛り込んだ。これらには，エビデンスとしてはあまりに当たり前すぎて明確にできない部分や，過渡的な状況で多施設共同での研究が進んでいないこともあり，あくまで基礎知識として参考にしていただければ深甚である。

（東口髙志）

I章 はじめに

 ガイドラインの使用上の注意

本ガイドラインでは，人工的水分・栄養補給として多く用いられているものは輸液療法であることから，輸液療法を中心に扱うこととした。

1 対象患者

生命予後が約1カ月以内と考えられる[注1]，成人の固形癌患者（頭頸部癌，食道癌，肝硬変を伴う肝臓癌を除く[注2]）で，抗腫瘍治療を受けておらず，適切な治療[注3]を行っても経口的に十分な水分・栄養を摂取できないものを対象とする。

注1：生命予後が約1カ月以内と判断するためには，Palliative Prognostic Score, Palliative Prognostic Index（表1, 2）などを参考にして複数の医師を含む医療チームが判断することが望ましい。これらの評価尺度の再現性は，本邦の緩和ケア病棟に入院している患者，および，がん治療病棟に入院している患者においても確認されている。

表1 生命予後の評価に用いられる基準（1）：Palliative Prognostic Score

臨床的な予後の予測	1～2週	8.5
	3～4週	6.0
	5～6週	4.5
	7～10週	2.5
	11～12週	2.0
	＞12週	0
Karnofsky Performance Scale*	10～20	2.5
	≧30	0
食思不振	あり	1.5
	なし	0
呼吸困難	あり	1.0
	なし	0
白血球数（/mm^3）	＞11,000	1.5
	8,501～11,000	0.5
	≦8,500	0
リンパ球%	0～11.9%	2.5
	12～19.9%	1.0
	≧20%	0

【使用方法】臨床的な予後の予測，Karnofsky Performance Scale*，食思不振，呼吸困難，白血球数，リンパ球%の該当得点を合計する。合計得点が0～5.5, 5.6～11, 11.1～17.5の場合，30日生存確率（生存期間の95%信頼区間）が，それぞれ，＞70%（67～87日），30～70%（28～39日），＜30%（11～18日）である。

* Karnofsky Performance Scale（該当部分の抜粋）

普通の生活・労働が可能 特に看護する必要はない		100 90 80
労働はできないが，家庭での療養が可能 日常生活の大部分で床上に応じて介助が必要		70 60 50
自分自身の世話ができず，入院治療が必要。疾患がすみやかに進行している	動けず，適切な医療・介護が必要	40
	全く動けず，入院が必要	30
	入院が必要。重症，精力的な治療が必要	20
	危篤状態	10

注2：頭頸部癌，食道癌，肝硬変を伴う肝臓癌は，嚥下障害や肝硬変のために経口摂取の低下を来しやすく，他のがん種とは病態が異なる場合が多いと考えられたため除外した。

注3：輸液療法を検討する前に，経口摂取の低下を来している病態を探索し，治療可能な要因に対する治療，および，緩和治療を行うことが重要である（**表3**）。

表2　生命予後の評価に用いられる基準（2）：Palliative Prognostic Index

Palliative Performance Scale*	10〜20	4.0
	30〜50	2.5
	≧60	0
経口摂取注	著明に減少（数口以下）	2.5
	中程度減少（減少しているが数口よりは多い）	1.0
	正常	0
浮腫	あり	1.0
	なし	0
安静時の呼吸困難	あり	3.5
	なし	0
せん妄	あり（原因が薬物単独，臓器障害に伴わないものは含めない）	4.0
	なし	0

【使用方法】Palliative Performance Scale*，経口摂取，浮腫，安静時の呼吸困難，せん妄の該当得点を合計する。合計得点が6より大きい場合，患者が3週間以内に死亡する確率は感度80％，特異度85％，陽性反応適中度71％，陰性反応適中度90％である。
注：消化管閉塞のために高カロリー輸液を受けている場合は「正常」とする。
* Palliative Performance Scale

	起居	活動と症状	ADL	経口摂取	意識レベル
100	100％起居している	正常の活動が可能 症状なし	自立	正常	清明
90		正常の活動が可能 いくらかの症状がある			
80		いくらかの症状はあるが努力すれば正常の活動が可能		正常または減少	
70	ほとんど起居している	何らかの症状があり通常の仕事や業務が困難			
60		明らかな症状があり趣味や家事を行うことが困難	ときに介助		清明または混乱
50	ほとんど座位か横たわっている		しばしば介助		
40	ほとんど臥床		ほとんど介助		清明または混乱または傾眠
30		著明な症状がありどんな仕事もすることが困難	全介助	減少	
20	常に臥床			数口以下	
10				口腔ケアのみ	傾眠または昏睡

表3 終末期がん患者の経口摂取低下に対して検討するべき主な緩和治療

病　態	治　療
状況要因	
におい，味，量の不都合	環境整備，栄養士による食事の工夫
緩和されていない苦痛（疼痛など）	苦痛緩和
医学的要因	
口内炎	口腔衛生，抗真菌薬（口腔カンジダ症），歯科衛生士・歯科医による治療
感染症	抗菌薬
高Ca血症	ビスホスホネート，輸液
高血糖	血糖補正
低栄養	栄養管理
便秘	下剤
消化管閉塞	外科治療，ステント治療，ソマトスタチン，ステロイド
胃十二指腸潰瘍，胃炎	プロトンポンプインヒビター（PPI），H_2ブロッカー
薬物	薬剤の変更，制吐薬
胃拡張不全症候群	メトクロプラミド
頭蓋内圧亢進	放射線治療，ステロイド，浸透圧利尿薬
精神的要因	
抑うつ・不安	精神的ケア，向精神薬

2 効果の指標

　本ガイドラインにおいては，生命の質・死の過程／死の質（QOL, dying, and death）を効果の指標とする。何が生命の質・死の過程／死の質を決定するかは，患者・家族の価値観によって異なるため，画一的には決定できないが，多くの患者・家族にとって，生命の質・死の過程／死の質の重要な要素となるのは，身体的苦痛の緩和，精神的おだやかさ，人生の意味や価値を感じられること，家族との関係を強めること，死に対する心構えができること，心残りがないこと，納得のいく治療を受けられること，希望があることなどである。したがって，本ガイドラインの推奨は，単に医学的・栄養学的な観点のみならず，患者・家族の精神的側面や価値観も含めて総合的に判断することが重要である。

3 使用者

　対象患者を診療する医師，看護師，薬剤師，その他の医療従事者を含む医療チームを使用者とする。

4 個別性の尊重

本ガイドラインは，ガイドラインに従った画一的なケアを勧めるものではない。ガイドラインは臨床的，科学的に満たすべき一般的な水準を示しているが，個々の患者への適用は，対象となる患者の個別性に十分配慮し，医療チームが責任をもって決定するべきものである。

5 定期的な改訂の必要性

ガイドラインは，医療の進歩に遅れることなく一定期間で再検討する必要がある。本ガイドラインは，2017年末をめどに再検討および改訂を行うこととする。改訂責任者は，日本緩和医療学会理事長とする。

6 責 任

本ガイドラインの内容については日本緩和医療学会が責任をもつが，個々の患者への適用に関しては，患者を直接担当する医療従事者が責任をもつ。

7 利益相反

本ガイドラインの作成にかかる費用は，日本緩和医療学会より拠出された。ガイドライン作成に関わる委員の活動・作業はすべて無報酬で行われ，委員全員の利益相反に関する開示が行われ，日本緩和医療学会で承認された。本ガイドライン作成のどの段階においても，ガイドラインで扱われている内容から利害関係を生じうる団体からの資金提供は受けていない。また，ガイドラインに参加した委員も利害関係を生じうる団体との関係をもたない。

8 構 成

本ガイドラインでは，終末期がん患者の輸液療法が，身体的苦痛〔総合的QOL指標，腹水，嘔気・嘔吐，口渇，胸水，気道分泌，せん妄，倦怠感，浮腫〕や生命予後，そして精神面・生活へ与える影響について焦点をあて取り上げた。本ガイドラインの構成は以下のとおりである。

まず，「I章 はじめに」では，「ガイドライン作成の経緯と目的」を簡単にまとめ，「ガイドラインの使用上の注意」として，本ガイドラインの対象とする状況や使用上の注意を説明した。「推奨の強さとエビデンスレベル」では，本ガイドラインで使用されている推奨の強さとエビデンスレベルを決定する過程を記載した。「用語の定義」では，本ガイドラインで使用する用語の定義を明示した。

「II章 背景知識」では，終末期がん患者の輸液療法を行ううえでの基礎知識をまとめ，さらに，「がん患者の栄養状態の特徴」と「がん悪液質の概念と最近の動向」について概説している。また，輸液療法に対する患者・家族への「精神面・生活へ

の影響」と「倫理的問題」に関する基本的な考え方について概説した。

　ガイドラインの主要部分である「Ⅲ章　推奨」は，意思決定の「概念的枠組み」と「全般的な推奨」において成り立っている。「身体的苦痛・生命予後」，「精神面・生活への影響」，「倫理的問題」に対して臨床疑問，関連する臨床疑問，推奨，解説，既存のガイドラインとの整合性を述べた。推奨のなかの解説では，個々の論文の概要がわかるように配慮して記載した。

　「Ⅳ章　法的問題」では，終末期の治療に関する「本ガイドライン委員会の考え方」，そして臨床疑問と考察を概説した。

　「Ⅴ章　資料」では，「作成過程」としてガイドラインを開発した経緯を述べ，各臨床疑問で使用した「文献検索式」を掲載した。海外のガイドラインの主要部分を要約したものを「海外他機関によるガイドラインの要約」として示した。最後に，今回のガイドラインでは十分に検討できなかった課題を「今後の検討課題」としてまとめ，今後の改訂，研究計画に役立てるようにした。

（二村昭彦）

【参考文献】
1) Maltoni M, Nanni O, Pirovano M, et al. Successful validation of the palliative prognostic score in terminally ill cancer patients. J Pain Symptom Manage 1999；17：240-7
2) Morita T, Tsunoda J, Inoue S, et al. The palliative prognostic index：a scoring system for survival prediction of terminally ill cancer patients. Support Care Cancer 1999；7：128-33
3) Hyodo I, Morita T, Adachi I, et al. Development of a predicting tool for survival of terminally ill cancer patients. Jpn J Clin Oncol 2010；40：442-8
4) Bruera E, Fainsinger RL. Clinical management of cachexia and anorexia. Oxford Textbook of Palliative Medicine, 3rd ed, Oxford University Press, 2005
5) Yavuzsen T, Davis MP, Walsh D, et al. Systematic review of the treatment of cancer-associated anorexia and weight loss. J Clin Oncol 2005；23：8500-11
6) Brown JK. A systematic review of the evidence on symptom management of cancer-related anorexia and cachexia. Oncol Nurs Forum 2002；29：517-32
7) Hirai K, Miyashita M, Morita T, et al. Good death in Japanese cancer care：a qualitative study. J Pain Symptom Manage 2006；31：140-7
8) Miyashita M, Sanjo M, Morita T, et al. Good death in cancer care：a nationwide quantitative study. Ann Oncol 2007；18：1090-7

3 推奨の強さとエビデンスレベル

　本ガイドラインは，すでに発表された日本緩和医療学会「緩和医療ガイドライン作成委員会」編集による，『がん疼痛の薬物療法に関するガイドライン2010年版』で用いたエビデンスレベル，推奨の強さに基づいて作成された。エビデンスレベルと推奨の強さは，臨床疑問ごとに委員全員の意見が一致するまで討議を行い決定した。

1 エビデンスレベル

　本ガイドラインでは，「エビデンスレベル」を「治療による影響がどれくらいかを推定したときの確実さの程度」と定義した。エビデンスレベルは，委員会の合意に基づき，研究デザイン，研究の質，結果が一致しているか（consistency），研究の対象・介入・アウトカムは想定している状況に近いか（directness）から総合的に臨床疑問ごとに判断した。エビデンスレベルは，A～Cに分けられており，それぞれ，「A：結果はほぼ確実であり，今後研究が新しく行われたとしても結果が大きく変化する可能性は少ない」「B：結果を支持する研究があるが十分ではないため，今後研究が新しく行われた場合に結果が大きく変化する可能性がある」「C：結果を支持する質の高い研究がない」ことを示す（表4）。

　研究デザインは，エビデンスレベルを決定するための出発点として使用し，表5の区別をした。

　研究の質は，割り付けのコンシールメント（秘匿），盲検化，フォローアップ期間など研究そのものの質を指す。

　結果が一致しているかは，複数の研究がある場合に，研究結果が一致しているかを指す。

　研究の対象・介入・アウトカムが想定している状況に近いかは，本ガイドラインの根拠となる研究を評価する際には特に問題となった。すなわち，対象（終末期がん患者に特化していない，病態が異なる，生命予後が異なる，症状が異なるなど），

表4　エビデンスレベル

A（高い）	結果はほぼ確実であり，今後研究が新しく行われたとしても結果が大きく変化する可能性は少ない
B（低い）	結果を支持する研究があるが十分ではないため，今後研究が新しく行われた場合に結果が大きく変化する可能性がある
C（とても低い）	結果を支持する質の高い研究がない

表5　エビデンスレベルの参考とした研究デザイン

A	質の高い，かつ，多数の一致した結果の無作為化比較試験；無作為化比較試験のメタアナリシス
B	不一致な結果の無作為化比較試験；質に疑問のある，または，少数の無作為化比較試験；非無作為化比較試験[*1]；多数の一致した結果の前後比較試験や観察研究[*2]
C	少数の前後比較試験や観察研究；症例報告；専門家の意見

*1 クロスオーバー比較試験を含む
*2 無作為化比較試験の治療群，または，対照群を前後比較試験や観察研究として評価したものを含む

介入（複合的な治療を含む，投与方法が異なる，輸液の組成や投与量が国内で使用されるものと異なるなど），アウトカム（症状の緩和以外がアウトカムの研究結果を症状緩和の根拠としてよいか）の点について，結果を推奨の直接の根拠とすることができない場合が多かった。特に，対象については，緩和ケアの領域では，体液貯留症状の原因や病態による分類が確立していないため，均一の病態を対象とした研究は非常に限られていた。これらの研究をすべて除外して検討する選択もあるが，本ガイドラインでは，より適切な推奨を行うためには，類似のまたは均一ではない対象から得られた結果を問題に適用できるかを個々に検討することが望ましいと考えた。

例えば，対象に関しては，脱水を伴った終末期がん患者を対象に症状緩和に対する皮下・静脈輸液の効果を評価した無作為化比較試験がある（エビデンスレベルB）が，この知見は生命予後を限定して輸液療法の効果判定や適切な投与量の検討までには至っておらず，全般的快適さへの有意な治療効果も示されていないため，エビデンスレベルはCとした。

介入に関しては，腹部原発の終末期がん患者に浮腫，胸水，腹水を悪化させないことを目的にした場合の輸液は，1,000 mL/日以下が望ましいとする多施設前向き観察研究がある（エビデンスレベルB）が，エネルギーやアミノ酸投与量に関して，腹水の悪化と関連する根拠が見当たらないため，エビデンスレベルはCとした。

アウトカムについては，輸液療法によりせん妄を改善するかのアウトカムとして，せん妄が主要評価項目ではないが，脱水が併存する終末期がん患者に関連する3つの無作為化比較試験，複数のコホート観察研究では，生命予後が1カ月程度で，脱水が原因と考えられる場合のせん妄に対して，輸液は蓄積した薬剤の排泄や電解質の補正の付加的な効果を通じて，せん妄を改善する可能性を示唆する研究結果がいずれも一致していることから，エビデンスレベルはBとした。しかし，生命予後が1〜2週間での輸液療法のせん妄に対する効果は明らかではなく，いまだ一定の結論に至っていないことを示していることから，エビデンスレベルはCとした。

以上のように，本ガイドラインでは，エビデンスレベルを研究デザインだけでなく，研究の質，結果が一致しているか，研究の対象・介入・アウトカムは想定している状況に近いかを含めて総合的に判断した。

2 推奨の強さ

本ガイドラインでは，「推奨の強さ」を，「推奨に従って治療を行った場合に患者の受ける利益が害や負担を上回ると考えられる確実さの程度」と定義した。推奨は，エビデンスレベルや臨床経験をもとに，推奨した治療によって得られると見込まれる利益の大きさと，利益と治療によって生じうる害や負担とのバランスから総合的に判断した。治療によって生じる「負担」には，全国のすべての施設で容易に利用可能かどうか（利用可能性，availability）も含めて検討した。

デルファイ法の過程において，委員が各推奨文を「1：強い推奨」と考えるか，「2：弱い推奨」と考えるかについて討議を行った。推奨の強さに対する意見が分かれた場合には，「専門家の合意が得られるほどの強い推奨ではない」と考え，「弱い推奨」とすることを原則とした。しかし，エビデンスレベルが「低い」「とても低

い」であっても，委員が全員一致して「1：強い推奨」と判断した場合には，その決定を反映した。

「強い推奨」とは，得られているエビデンスと臨床経験から判断して，推奨した治療によって得られる利益が大きく，かつ，治療によって生じうる害や負担を上回ると考えられることを指す（**表6**）。この場合，医師は，患者の多くが推奨された治療を希望することを想定し，患者の価値観や好み，意向もふまえたうえで，推奨された治療を行うことが望ましい。

例えば，「経口的に水分摂取ができない体液貯留症状（胸水・腹水・浮腫）を伴う終末期がん患者において輸液を減量することは，減量しないことに比べて，体液貯留症状による苦痛を軽減するか」の臨床疑問については，エビデンスレベルとしては大規模な無作為化比較試験はほとんどないが，無作為化比較試験の1群を前後比較研究とみなす場合も含むと多数の観察研究や横断的質問調査がある。これらの知見から，「輸液を減量することによって得られる利益」として，体液貯留症状による苦痛を軽減する可能性が見込まれる。一方，「輸液を減量することによって生じうる害や負担」としては，皮膚粘膜，口渇などの脱水症状がみられる可能性もあるが，多くの場合，体液貯留症状に伴う苦痛を軽減することが患者のQOLにおいてより重要と考えられる。以上から，「輸液療法によって得られる利益は大きく，かつ，生じうる害や負担を上回る」と考えられるため，推奨度を「1：強い推奨」とした。

「弱い推奨」とは，得られているエビデンスと臨床経験から判断して，推奨した治療によって得られる利益の大きさは不確実である，または，治療によって生じうる害や負担と利益とが拮抗していると考えられることを指す（**表6**）。この場合，医師は，推奨された治療を行うかどうか，患者の価値観や好み，意向もふまえたうえで，患者とよく相談する必要がある。

表6 推奨の強さ

1：強い推奨 （recommend）	推奨した治療によって得られる利益が大きく，かつ，治療によって生じうる害や負担を上回ると考えられる
2：弱い推奨 （suggest）	推奨した治療によって得られる利益の大きさは不確実である，または，治療によって生じうる害や負担と拮抗していると考えられる

3 推奨の強さとエビデンスレベルの臨床的意味

　以上より本ガイドラインでは，推奨の強さとエビデンスレベルから**表7**に示す組み合わせの推奨文がある。それぞれの臨床的意味を示す。

表7　推奨度とエビデンスレベルによる臨床的意味

	臨床的意味
1A	根拠のレベルが高く，治療によって得られる利益は大きく，かつ，生じうる害や負担を上回ると考えられる
	したがって，医師は，推奨した治療を行う（または行わない）ことが勧められる
1B 1C	根拠のレベルは低い（B），または，とても低い（C）が，治療によって得られる利益は大きく，かつ，生じうる害や負担を上回ると考えられる
	したがって，医師は，根拠が十分ではないことを理解したうえで，推奨した治療を行う（または行わない）ことが勧められる
2A 2B 2C	推奨した治療によって得られる利益の大きさは不確実である，または，治療によって生じうる害や負担と拮抗していると考えられる。根拠のレベルは，高い（A），低い（B），とても低い（C）
	したがって，医師は，治療を選択肢として呈示し，患者と治療を行う（または行わない）か相談することが勧められる

（二村昭彦）

【参考文献】
1) Guyatt GH, Cook DJ, Jaeschke R, et al. Grades of recommendation for antithrombotic agents: American College of Chest Physicians Evidence-Based Clinical Practice Guidelines (8th edition). Chest 2008；133（6 Suppl）：123S-31S（Erratum in：Chest 2008；134：473）
2) Guyatt GH, Oxman AD, Vist GE, et al；GRADE Working Group. GRADE：an emerging consensus on rating quality of evidence and strength of recommendations. BMJ 2008；336（7650）：924-6
3) 日本緩和医療学会緩和医療ガイドライン作成委員会 編．がん疼痛の薬物療法に関するガイドライン 2010年版，東京，金原出版，2010

4 用語の定義

本ガイドラインで使用する用語は，以下のように定義する。

輸液療法・輸液

液体を皮下・血管内・腹腔内などに投与すること。

終末期がん患者

生命予後が1カ月程度と予測されるがん患者。

維持輸液

生命を維持するために必要とされる水分量と電解質を基本として，エネルギーや各栄養素を加味して投与する輸液。

維持輸液は，TPN（高カロリー輸液）とPPN（中カロリー輸液）に分類される。

高カロリー輸液

中心静脈を利用して，10%を超える糖質濃度の維持輸液を投与すること。

中カロリー輸液

末梢静脈を利用して，10%以下の糖質濃度の維持輸液を投与すること。

補充輸液

細胞外液の喪失を補充する目的で投与する輸液。

がん悪液質

がん悪液質とは，従来の栄養サポートで改善することは困難で，進行性の機能障害をもたらし，（脂肪組織の減少の有無にかかわらず）著しい筋組織の減少を特徴とする複合的な代謝障害症候群である。病態生理学的には，経口摂取の減少と代謝異常による負の蛋白，エネルギーバランスを特徴とする。

家族

夫婦，親子，兄弟など，患者と姻戚もしくは血縁関係にある人々，あるいは，情緒的，機能的，経済的に支援しあい患者が家族であると認識している人々。

医療チーム

医師，看護師，心理専門家，医療ソーシャルワーカー，薬剤師，栄養士など複数の専門職種からなる患者ケアを行う多職種チーム。

Performance Status（ECOG）

0：無症状で社会活動ができ，制限を受けることなく発病前と同等にふるまえる。
1：軽度の症状があり，肉体労働は制限を受けるが，歩行，軽労働や座業はできる。
2：歩行や身の回りのことはできるが，ときに少し介助がいることもある。軽労働はできないが，日中の50%以上は起居している。
3：身の回りのある程度のことはできるが，しばしば介助がいり，日中の50%以上は臥床している。
4：身の回りのこともできず，常に介助がいり，終日臥床を必要としている。

（東口髙志）

【参考文献】
1) Radbruch L, Elsner F, Trottenberg P, et al. Clinical practice guidelines on cancer cachexia in advanced cancer patients with a focus on refractory cachexia. European Palliative Care Research Collaborative, 2011〔Available from：www.epcrc.org〕

II章
背景知識

1. 輸液とは
2. 輸液剤
3. 輸液の生理作用
4. 輸液による栄養療法の基本
5. 輸液に伴う合併症
6. 在宅経静脈栄養
7. 皮下輸液法
8. がん患者の栄養状態の特徴
9. がん悪液質の概念と最近の動向
10. 精神面・生活への影響
11. 倫理的問題

II章 背景知識

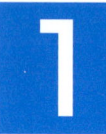 輸液とは

1 輸液の定義

　輸液とは，液体を皮下・血管内・腹腔内などに投与することと定義されるが，一般的には経静脈的すなわち血管より輸液剤を点滴することである．また，一般に注入量が50 mL 未満のものを注射液，注入量が50 mL 以上のものを輸液として区分している．したがって，皮下注射や筋肉内注射と同様に静脈内への注入であっても薬液が50 mL 未満の場合には静脈注射と称し，50 mL 以上の薬液を注入する場合を輸液あるいは輸液療法[*1]とよぶ．

2 輸液の種類と適応

　輸液療法を効果的に行うには，輸液の適応となる病態を十分把握することが肝要である．輸液の適応は輸液ルートによっても異なる．以下に輸液の主な適応を記す．

(1) 末梢静脈法
　①水・電解質を中心とした点滴
　②末梢静脈栄養法（peripheral parenteral nutrition；PPN）
　③血管確保[*2]

(2) 中心静脈法
　①中心静脈栄養法（total parenteral nutrition；TPN）[*3]
　②末梢静脈ルートの確保困難
　③血管炎を生じやすい薬剤の投与ルート

　高カロリー輸液（10%を超える糖質濃度の維持輸液）に用いられる高濃度の糖質を含有する輸液剤を除けば，ほとんどの製剤は末梢静脈からの投与が可能である．実際の臨床の現場では12.5%の糖質を含有する維持輸液を末梢静脈より投与する場合もあるが，一般的には糖質濃度12%の維持輸液が中心静脈より高カロリー輸液開始液として投与されているので，高カロリー輸液の定義を10%を超える糖質濃度の維持輸液とした．

　したがって，簡便かつ安全に実施できる末梢静脈法は広い適応を有する．
　また，一般に栄養療法[*4]は経口摂取が困難か難しい場合，あるいは経口摂取のみでは十分な栄養補給ができない場合に実施される．この栄養療法には投与経路によって，経腸栄養法（enteral nutrition）と経静脈栄養法（parenteral nutrition）がある（図1）．輸液による栄養管理法は経静脈栄養法と称し，その投与経路によって，①末梢静脈栄養法（PPN）と，②中心静脈栄養法（TPN）に大別される．これらの一般的な選択法も図2に示すが，その根本的な考え方は，できる限り消化管を用いた経口・経腸栄養の実施を推奨している．また経静脈栄養法では，できる限り安全なPPNを推奨しており，TPNは最終的な手段としている（図2）．一般的な経静脈栄養法の適応には，表1に示すように，絶対的適応と相対的適応がある．

[*1：輸液療法]
体内の内部環境を維持するために主として経静脈的に水・電解質・糖質・脂肪・蛋白（アミノ酸）・ビタミン・微量元素などを投与する治療法であり，体液の恒常性の保持と栄養の維持を目的に行われる．

[*2：血管確保]
緊急時に治療用注射剤などを直ちに静脈注射できるように，あらかじめ血管にカテーテルを挿入して点滴をしておくこと．同義語：ルート確保，（ルート）キープ

[*3（注釈）]
輸液の用語として IVH（intravenous hyper-alimentation）という言葉が用いられているが，これはいわゆる造語であり国際的には通用しないため，本書では，中心静脈栄養をTPN（total parenteral nutrition）と記載する．

[*4：栄養療法]
栄養療法とは，医学的な見地に立ち，人間の生理機能や代謝を考慮に入れ，摂取する食品・栄養素などの組み合わせと，人類の長い歴史のなかで経験上得ることができた，食養生の知識を含めた，数多くの手法を用いて，健康への回復・維持を目的としたものである．これは，ある特定の栄養補助食品（サプリメント）や栄養素の摂取だけで，病気に対処したり，予防を行ったりすることを意味するのではなく，生活習慣を含め，複合的に対処しなければならないことを意味している．

図1 栄養療法

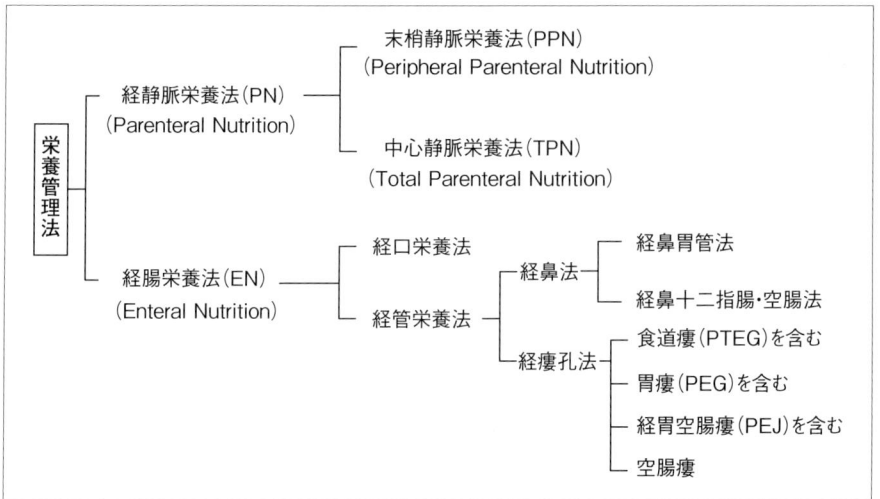

PTEG (percutaneous trans esophageal gastrotubing):経皮経食道胃管挿入術
PEG (percutaneous endoscopic gastrostomy):経皮内視鏡的胃瘻造設術
PEJ (percutaneous endoscopic jejunostomy):経皮内視鏡的空腸瘻造設術

図2 栄養管理法の選択

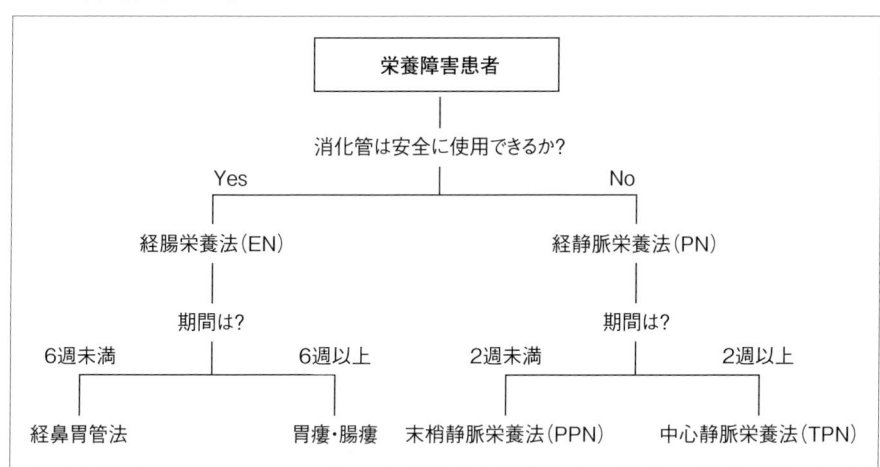

〔日本静脈経腸栄養学会・NSTプロジェクト実行委員会・東口髙志 編, NSTプロジェクト・ガイドライン, 医歯薬出版, 2001, より一部改変〕

表1 経静脈栄養法の適応

絶対的適応
1）十分な経口・経腸栄養が施行できない場合： 　①消化管閉塞，②消化管穿孔や縫合不全による腹膜炎，③短腸症候群，④口腔・頸部疾患，⑤嚥下障害，⑥消化管出血 2）経口・経腸栄養施行が治療上好ましくない場合： 　①消化管周術期，②消化管縫合不全，③消化管瘻，④膵液瘻，⑤炎症性腸疾患，⑥急性膵炎，⑦乳児（難治性）下痢症
相対的適応
①術前低栄養症例，②術後栄養状態の回復遅延，③重症熱傷，④悪性腫瘍に対する放射線・化学療法，⑤臓器障害，⑥消化吸収不良症候群，⑦蛋白漏出性胃腸症，⑧神経性食欲不振症，⑨摂食障害，⑩不十分な経口・経腸栄養

3 輸液の禁忌

　輸液の実施が禁忌となる場合は，基本的に注射自体の禁忌と同様であり，経口・経消化管的に薬剤や栄養剤の投与が可能で，かつ十分な効果が得られる場合や，不穏状態にて輸液の手技や維持が危険な場合である．詳細な禁忌を以下に記すが，生命の維持を目的として絶対的に輸液が必要な状態では，禁忌は存在しない．

（1）十分な経口・経消化管的投与が可能

　絶対的な禁忌ではないが，生理学ならびに医療安全管理上では回避すべきことである．

（2）輸液経路の確保に伴う出血傾向

　病態として出血傾向があり，輸液ルートの確保によって出血を来す可能性がある場合．ただし，症例の状態や治療上の優先判断によっては，ときに出血を覚悟して実施しなければならないこともある．

（3）輸液行為が危険な場合

　小児や高齢者，精神・神経障害を有する症例では，輸液行為が不安をあおり，状態を悪化させる場合や，患者に損傷を加えてしまう可能性がある場合において，持続的な投与を避けるか実施を断念せざるをえないこともある．

2 輸液剤

1 輸液の種類

　輸液は補充輸液と維持輸液に大別される。
　補充輸液とは，細胞外液の喪失を補充する目的で開発された輸液である（図3）。細胞外液の喪失は出血のほか，嘔吐，下痢や発汗による体液喪失に伴う脱水などによって惹起され，高度になると循環動態が維持できなくなり血圧の低下やショックを来すこともある。したがって，補充輸液はエネルギーや各種栄養素の投与よりも水・電解質の急速補充に重きが置かれている。補充輸液の目的が細胞外液への直接的補充であることから，その電解質組成は細胞外液，すなわち血漿と組織間液の電解質組成と一致して作成されている（表2）。補充輸液には，①生理食塩水，②リンゲル液，③乳酸/酢酸/重炭酸加リンゲル液，④代用血漿剤，⑤血漿製剤などがあるが，いずれもその電解質組成はほぼ血漿と同一に設定されている。
　一方，維持輸液は，ヒトが生命を維持するために必要とされる1日の水分量と電解質を基本として，それにエネルギー，糖・蛋白（アミノ酸）・脂肪などの栄養素や微量栄養素を加味して投与される輸液である（図3）。したがって，維持輸液の電解質組成は，細胞外液に基づいて作成されている補充輸液とは根本的に異なっており，ヒトが1日で喪失する水分量と各種電解質を設定し，これを24時間持続的に投

図3　輸液の種類

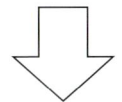
↓
細胞外液の喪失を補充

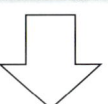
↓
ヒトが生命を維持するために必要なものを補給

表2　補充輸液の電解質組成

輸液の種類	組成（mEq/L）				市販製品
	Na	K	Cl	乳酸	
生理食塩水	154	0	154	0	生理食塩液注
リンゲル液	147	4	109	0	リンゲル液注 リンゲル糖注
乳酸（酢酸）加リンゲル液	130	4	109	28	ラクテック® ハルトマン ヴィーン® D, F など

表3 維持輸液の電解質組成

輸液の種類	電解質組成（mEq/L）							乳酸/酢酸 (mEq/L)
	Na	K	Cl	Ca	Mg	Zn	
5〜10%維持液	35	20	35	—	—	—	20
中・高カロリー輸液	40	30	40	5	5	20	20

与することを原則として作成されている（**表3**）。

　維持輸液のなかで高カロリー輸液の歴史は，1968年Dudrickらの動物実験ならびにその臨床応用の成功に始まった。現在，多く用いられている高カロリー輸液製剤は，当時の輸液製剤にさらなる有用性と活用性が加味されている。本邦において，現在臨床の場で一般的に繁用されている維持輸液製剤には，①アミノ酸を含まない糖・電解質輸液製剤，②アミノ酸を含有する糖・電解質・アミノ酸キット製剤，③糖・電解質・アミノ酸に脂肪乳剤を混じた一体型キット製剤，④アミノ酸製剤，⑤脂肪乳剤，⑥ビタミン製剤，⑦微量元素製剤がある。

2 補充輸液剤と維持輸液剤

1 補充輸液剤

1）生理食塩水

　NaとClをともに154 mEq/L含有する最も基本的な細胞外液補充液である。NaCl以外の電解質や糖質を一切含まない。他の補充輸液剤に比べNaCl濃度が高いので過剰投与にならないように注意が必要であり，逆にKやカロリーを含まないのでこれらの欠乏にも注意を払うことが大切である（**表2**）。

2）リンゲル液，乳酸/酢酸/重炭酸加リンゲル液

　リンゲル液は，最もヒトの血漿成分に近似した組成の輸液であり，Na：147 mEq/L，K：4 mEq/L，Cl：109 mEq/Lの電解質を含有している。このリンゲル液にpHのコントロール目的で乳酸や酢酸あるいは重炭酸を添加したものが乳酸/酢酸/重炭酸加リンゲル液であり，急性期病態のアシドーシスを補正するのに有用である。また，5%以下の糖質を含有しており，急性期の糖代謝の是正にも効果がある。

3）代用血漿剤，血漿製剤

　いずれの輸液剤も電解質はリンゲル液と同様に細胞外液と近似した組成で作成されている。ただし，これらの輸液剤は分子量の大きな糖質成分や蛋白成分を含んでおり，高い膠質浸透圧*を有しているのが特徴である。膠質浸透圧は血漿を血管内に保持する役割を担っており，一般の補充輸液剤が血管内に投与されても細胞外液全体に拡散するのに対して，膠質浸透圧の高い輸液剤は長時間血管内にとどまる性質を有している。したがって，代用血漿剤や血漿製剤の投与は，血圧の維持や改善に即効性を示す。

＊：**膠質浸透圧**
血漿の膠質浸透圧は約28 mmHg，間質液は約8 mmHgである。この濃度差から生じる膠質浸透圧較差によって循環血液量が保たれている。低アルブミン血症では，この膠質浸透圧が低下するため，循環血漿量が維持できずに間質に流出してしまい，全身性浮腫や血管内脱水の原因となる。

❷ 維持輸液剤

1）糖・電解質輸液製剤

　維持輸液のうち，最も基本となるのが糖・電解質輸液剤（中・高カロリー輸液用基本液）である．この糖・電解質輸液剤には，糖質濃度が 10％以下の中カロリー輸液剤と 10％を超える高カロリー輸液剤があり，後者は糖質濃度によって開始液と維持液とに分けられる．

　高カロリー輸液の開始液には，トリパレン® 1 号，ハイカリック® 液-1 号，ハイカリック® NC-L，リハビックス®-K1 号などが用いられており，製剤自体では 15〜23.3％の糖質を含んでいる．これら糖・電解質輸液製剤（400〜1,200 mL）は単独で投与されるわけではなく，原則としてアミノ酸製剤（200〜600 mL）を混合して用いられており，これを加味することによって投与時には 12〜18％の糖質濃度となる．

　高カロリー輸液の維持液には，トリパレン® 2 号やハイカリック® 液-2, 3 号，ハイカリック® NC-N, NC-H, リハビックス®-K 2 号などがあり，製剤自体では 21〜35.7％の糖質を含有している．これらも輸液に際してはアミノ酸製剤を混合して投与することが原則で，これを加味して 17〜25％の糖質濃度となるように規格化されている．

　また，トリパレン®以外の輸液製剤に含まれる糖質はいずれもグルコースのみであるが，トリパレン®のみはグルコース（G）：フルクトース（F）：キシリトール（X）が 4：2：1 の組成で配合されている GFX 液で，フルクトースやキシリトールの代謝にインスリンが影響しないことから耐糖能異常の症例に用いられる．これらの他に腎不全用高カロリー輸液製剤として，ハイカリック® RF がある．これは輸液量制限を要する症例のための高カロリー輸液であり，製剤自体では 50％のグルコースを含有している．腎不全症例を対象に開発されており，K と P は全く free で，Na, Cl もそれぞれ 50, 30 mEq/L と控えめな配合がなされている．

2）糖・電解質・アミノ酸キット製剤

　従来より，維持輸液は投与直前に糖・電解質輸液剤とアミノ酸輸液剤とを 1 バッグに調製して用いられてきた．しかし近年，調製の手間を省き，加えて調製の際の細菌汚染を減少させる目的で，糖・電解質輸液剤とアミノ酸輸液剤とをダブルバッグやシングルバッグにつめた製剤が販売されている．

　ダブルバッグ製剤は，糖・電解質輸液剤とアミノ酸輸液剤が隔壁で仕切られており，使用直前にこの隔壁を手圧で破り，無菌的に両輸液剤を混合するものである．このダブルバッグ製剤には，中カロリー輸液剤としては，アミノフリード®，ビーフリード®，アミグランド®などがあるが，高カロリー輸液剤では多くの種類が発売されている．糖・電解質輸液剤と必須アミノ酸/非必須アミノ酸（E/N）比が 1 前後で FAO/WHO 基準を満たし，分岐鎖アミノ酸（BCAA）*を 22.6％含むモリプロン® F とを一体化したピーエヌツイン®と，GFX 液のトリパレン®に，E/N 比が 1.4 と高く，BCAA を 30％含有した TEO 基準適合のアミパレン®を配合したアミノトリパ®がある．

　シングルバッグ製剤には，糖・電解質輸液剤のハイカリック® NC をベースに 31.0％の BCAA を含み TEO 基準適合のアミゼット®とほぼ同組成のアミノ酸輸液剤を添加したユニカリック®がある．

*：**分岐鎖アミノ酸（BCAA）**
アミノ酸の炭素骨格が直鎖ではなく分岐しているアミノ酸で，ロイシン，イソロイシン，バリンがこれに含まれる．

また，バッグを大，中，小の3室に分け，糖・電解質輸液剤とアミノ酸輸液剤に加え高カロリー輸液用総合ビタミン剤もあらかじめ配合したTPN用キット製剤（トリプルバッグ製剤：フルカリック®，ネオパレン®）がある。さらに最近では，バッグを4室に分け，糖・電解質輸液剤とアミノ酸輸液剤，総合ビタミン剤に加え微量元素液を配合して一剤化したクワッドバッグ製剤エルネオパ®などの新しいコンセプトの製品が相次いで発売されている。糖・電解質，アミノ酸輸液剤混合液と脂肪乳剤が隔壁を隔てて封入されているオールインワン（ワンバッグ）製剤ミキシッド®も開発されている。なお，含有されているビタミンや微量元素の種類や含有量は各製品により特徴があるため，場合によっては含有されていないあるいは含有量が少ないビタミンや微量元素の欠乏を生じることがあるので注意を要する。

3）アミノ酸製剤

一般に，アミノ酸製剤は単独ではなく糖・電解質輸液製剤とともに投与される。総量は200〜500 mLで，アミノ酸の濃度は6.1〜11.43%である。モリプロン® Fは，E/N比が1前後でFAO/WHO基準を満たし，分岐鎖アミノ酸（BCAA）/総アミノ酸（TAA）が22.6〜25.2%で，非侵襲期の高カロリー輸液に用いられる。また，BCAA/TAAが30.0〜36.0%と高く設定されており，E/N比を約1.4としたTEO基準のアミニック®やアミパレン®などは，術後などの侵襲期の使用に適する。アミノレバン®やモリヘパミン®などは肝不全用に開発されたアミノ酸製剤で，BCAA/TAAが35.5〜36.0%と高く，加えて肝性脳症の原因とされる芳香族アミノ酸（AAA）の含有量が抑えられているのが特徴である。ネオアミユー®やキドミン®は腎不全用アミノ酸製剤で，E/N比が2.6〜3.21と必須アミノ酸が多く配合されている。

4）脂肪乳剤*

一般に10〜20%の必須脂肪酸を含有し，原材料は精製ダイズ油であることが多い。総量は50〜500 mLであるが，総カロリーは100〜550 kcalと高いのが特徴である。

5）微量栄養素製剤

ビタミンや微量元素は絶食を伴う高カロリー輸液には必須のものであり，ビタミン製剤にはM.V.I.®注やビタジェクト®注など各種製剤がある。微量元素製剤としては，エレメンミック®注やミネラリン®注などがあり，いずれもFe，Mn，Zn，Cu，Iなどを含有している。また，ビタミン製剤をはじめ輸液剤への各種薬品添加の際の細菌汚染や誤投薬ならびに煩雑さを回避するために，薬品をそのまま基本製剤に注入できるように注射器に充填した製剤（プレフィルドシリンジ）も発売されている。

＊：**脂肪乳剤**
水に溶けない脂肪（トリアシルグリセロール）を界面活性剤である卵黄レシチンで乳化したもの。

3 輸液の生理作用

1 生体内水分量とその分布

　体内の総水分量は，体重の約60％とされており，これが輸液および経静脈栄養の基本となる（**図4**）。ただし，水分量は加齢とともに変動し，若年者においては体重の70％，高齢者では体重の50％となる。体内の総水分量は体重の約60％であるが，この60％のうちの40％が細胞の中にある細胞内液，残りの20％が細胞外液になる。さらに，細胞外液の20％は，組織間液15％と血管内にある血漿5％に分かれる（**図5**）。このことが経静脈栄養，特に細胞外液補充液と維持輸液の効果を理解するうえで重要な要素となる。

図4　体に占める水分の割合

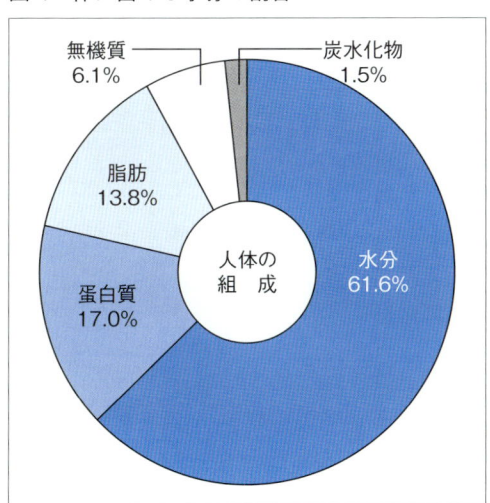

図5　体液区分

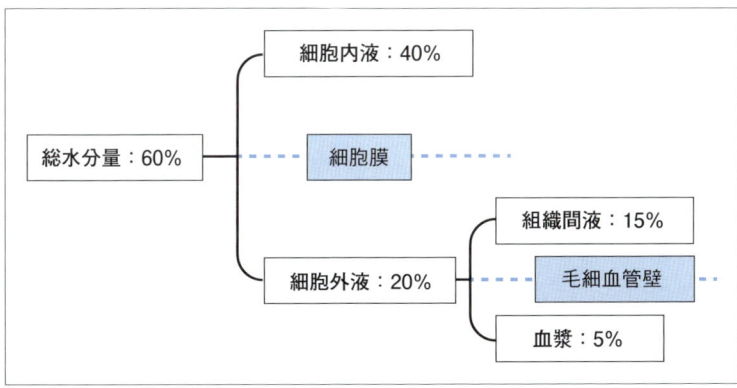

2 体液分布と電解質

前述のとおり輸液には補充輸液と維持輸液があり，これら輸液の特性を知るためには，生体内に分布する体液（水分）とその電解質の関係を理解する必要がある。

各体液の電解質組成は細胞内外で大きな濃度差がある。これは細胞膜がこれら電解質の移動を制御しているためであり，細胞内液ではK^+（カリウムイオン），Mg^{2+}（マグネシウムイオン），HPO_4^{2-}（リン酸イオン）が主要電解質であるが，細胞外液ではNa^+（ナトリウムイオン），Cl^-（クロールイオン）が多く含まれている。また，細胞外液でも血漿と組織間液では蛋白質の濃度に差がある。これは血漿蛋白が毛細血管壁を通過できずに血管内にとどまるためであり，この血漿蛋白により血管内に水分が保持されることになる（表4）。

また，消化液などは細胞外液であるが，分泌する臓器や消化の対象となる食物成分によって電解質組成が微妙に異なっており，これら各種消化液の喪失はそれぞれに特徴的な電解質の喪失をもたらすので注意が必要である（表5）。

表4 体液の電解質組成

組成 (mEq/L)		細胞外液		細胞内液
		血漿	組織間液	
陽イオン	Na^+	142	144	15
	K^+	4	4	150
	Mg^{2+}	3	15	27
陰イオン	Cl^-	103	114	1
	HPO_4^{2-}	2	2	100

↑毛細血管壁　↑細胞膜

表5 消化液の分泌量と組成

消化液	分泌量 (mL/日)	組成 (mEq/L)			
		Na^+	K^+	Cl^-	HCO_3^-
唾液	1,500	10	25	10	15
胃液	2,500	70	10	100	0
胆汁	500	140	5	100	30
膵液	700	140	5	100	70
腸液	3,000	140	10	100	25
血漿	2,500	140	5	100	27

3 輸液の種類と再分配

輸液には補充輸液と維持輸液があるが，このような輸液の特性によって同容量の輸液を血管内へ投与しても，水分の再分配が起こり，血管内に残存する容量は変化する。あくまで理解を容易にするためであるが，図6に示したように，血管内へ投与された輸液剤がリンゲル液（補充輸液）ならば輸液直後から細胞外液に輸液内容は拡がると想定され，血管内には輸液量の1/4が残存するものと考えられる。また，電解質組成はリンゲル液とほぼ同じであるがアルブミンなどの膠質浸透圧を有する成分を含む血漿製剤では，あくまで理論上であるが膠質浸透圧によって投与された輸液のほとんどが血管内にとどまることになる（図7）。

一方，維持輸液では，輸液剤の電解質組成の違いから血管内へ投与された輸液は細胞外液のみならず細胞内液にも配分されることになり，血管内には輸液量の1/12が残存するのみとなる（図8）。したがって，血圧の低下を来すような急速な細胞外

液の喪失に際して，血圧の上昇を図るに最も効率の良い輸液剤は血漿製剤であり，最も効果の少ないものが維持輸液となる。

図6 補充輸液投与による血管内水分量の変化

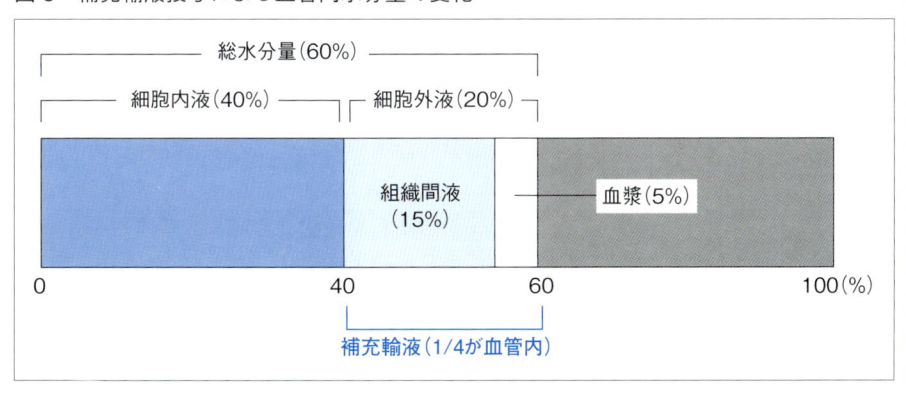

図7 血漿製剤投与による血管内水分量の変化

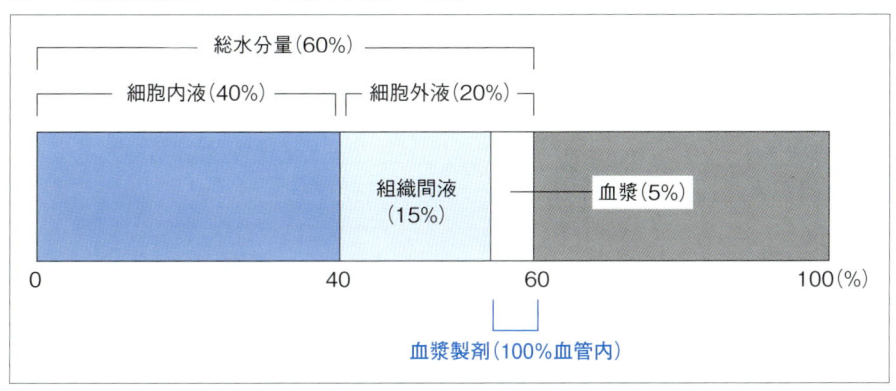

図8 維持輸液投与による血管内水分量の変化

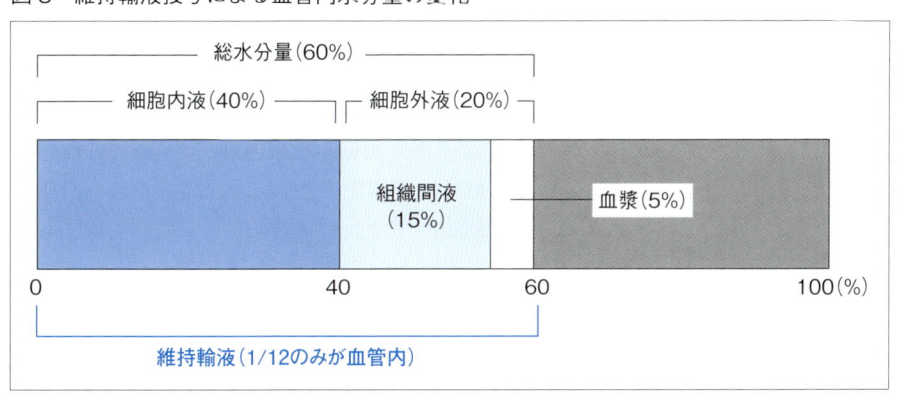

4 輸液による栄養療法の基本

輸液の目的には，水分や電解質の補充のほかに，栄養成分の補給がある。前者はすでに概説してきたので，ここでは輸液による栄養療法を中心に解説する。

1 栄養状態とは

栄養状態とは，生体が生命活動を営むうえで必要とされるエネルギーを産生する栄養素ならびにそのエネルギーを活用・利用するための代謝関連物質の需給・貯蔵状態を評価する主観と客観を包括した総合的な指標といえる。栄養状態を実際に形作っているものは，①エネルギー基質（主に糖質，脂肪，蛋白），②水分，③電解質，④ビタミン，⑤微量元素，そして，⑥これらを代謝・合成・貯蔵する身体構成組織と，⑦代謝動態を制御する各種ホルモンやサイトカインなどの生体反応物質などである。

これら多種多様の物質の過不足によって代謝上のバランスを失った状況を栄養状態が不良であると表現するが，一般的には栄養素の不足によってもたらされた状態のみを栄養不良という。このように栄養状態を良好あるいは不良の尺度として用いるならば，栄養状態はときには見ただけの全く主観的な印象から種々の客観的データまでのあらゆる手法によって把握され表現される評価法と解釈される。したがって，栄養状態の把握には主観的なものと客観的なものとがあり，これらを包括して栄養状態の良・悪が決定されることになる。

2 栄養障害とその種類

栄養管理を軽視してエネルギーや種々の栄養素の投与を適切に行わないと，生体は著しい栄養障害に陥る。一般に，臨床で経験する栄養障害はいくつもの栄養素が欠乏して生じるが，その多くは蛋白とエネルギーの欠乏（protein-energy malnutrition；PEM）である。PEMには蛋白とエネルギーがともに欠乏した"marasmus"と，主として蛋白が著しく欠乏した"kwashiorkor-like syndrome"，そしてその両者の混合型である"marasmic kwashiorkor"がある。経口摂取障害による栄養障害はmarasmus型，感染症を代表とする各種消耗性疾患や外傷，さらに手術などの生体侵襲（ストレス）による蛋白異化によって惹起される栄養障害はkwashiorkor-like syndrome型を示すとされる。

担がんに伴う栄養障害は，慢性消耗性疾患に類似した蛋白喪失（sarcopenia）が基盤となり，進行とともにあるいは治療による副作用として食欲不振を来し，結果的に両者の混合型を示すものと考えられる。また，脂肪のうちの必須脂肪酸や各種ビタミンや微量元素などの欠乏によっても種々の栄養障害が惹起される。

3 栄養評価法*

栄養状態を評価する最も簡単で最も大切なものが体重の変化である。一般に，長期間をかけて徐々に小範囲の体重変化があった場合は生命活動に支障を来すことは少ないが，逆に短期間に変化があった場合には，例えそれがわずかなものであって

*：栄養評価
臨床データ，食物摂取データ，身体計測データ，生化学データを収集し，栄養不良状態の患者を判定して適切な栄養療法を計画すること。

図9 人体構成成分と栄養指標

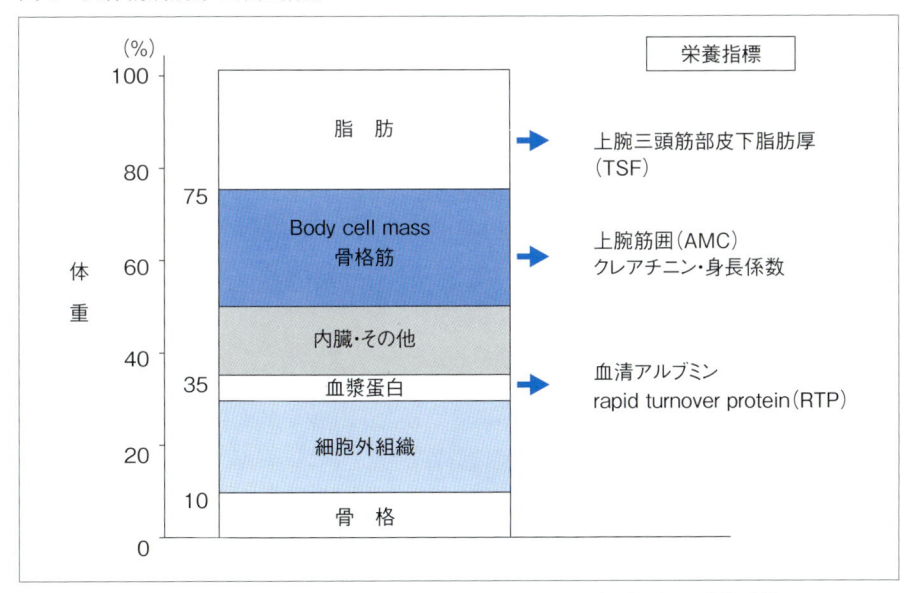

[日本静脈経腸栄養学会 編，コメディカルのための静脈・経腸栄養手技マニュアル，南江堂，2003，より一部改変]

も栄養管理が必要となる．体重の減少を通常の体重に対する割合・体重減少率（%）で示すと，①1週間で1～2%の減少があった場合，②1カ月で5%以上，③3カ月で7.5%以上，④6カ月で10%以上の場合，有意な体重変化として栄養管理が必要と判定される．しかし，体重の変化だけでは栄養状態を詳細に把握できるとはいえない．生体は図9に示すように脂肪，骨格筋，内臓蛋白，血漿蛋白，細胞外組織，骨格などの種々の構成成分によって形成されており，一概に体重が減少してもこれらのどの部分が減少しているかは把握できない．そこで詳細な栄養状態を把握するためには栄養評価が必要となり，その成績に基づいて栄養管理が必要か否かの判定や，どのような栄養管理法が適切かなどの栄養療法の選択や決定が可能となる．

すなわち，栄養評価の意義としては，①栄養障害の有無，②栄養障害の程度（重症度），③栄養療法の適応の判定，④栄養管理法の選択，⑤栄養療法の効果判定，⑥定期的あるいは反復して栄養評価を行うことによる栄養管理法の修正や適正化，⑦手術症例の予後の推測などが挙げられる．前述のように栄養評価の方法には，主観的評価法と客観的評価法がある．

❶ 主観的栄養評価法

主観的栄養評価法とは，身体計測値や血液検査成績などの客観的な指標ではなく，患者の病歴や食事摂取状況あるいは自覚症状などを参考にして，あくまで検者の主観によって栄養障害の有無を判定する方法である．一般に，栄養管理を実施する際に，まず栄養管理を実施する対象を抽出するために用いられる手法であり，入院時に全患者に対して栄養状態の一次スクリーニングを行う際に用いられている．主観的評価法としては，主観的包括的栄養評価法（subjective global assessment；SGA）が一般的だが，それに患者あるいは家族の自己評価法（self assessment）や

簡単な血液検査成績を加味した入院時初期評価などを実施する施設もある。SGAは体重変化や食事摂取状況の変化，消化器症状，ADL，病状の簡単な問診と皮下脂肪，筋肉の損失状態，浮腫，腹水，毛髪の状態など，身体状況のチェック項目から構成されている。

2 客観的栄養評価法

客観的栄養評価法は，1977年にBlackburnらによって確立され，静的栄養指標，動的栄養指標，総合的栄養指標などがある。

1）静的栄養指標

静的栄養指標は，現時点での普遍的な栄養状態を示すが，短期間での栄養状態の変化を評価することは困難とされている。しかし，代謝学的変化を誘導するさまざまな因子のダイナミックな変動には逆に影響されにくく，普遍性のある信頼度の高い指標である（**表6**）。特に，体重の変化をはじめ上腕三頭筋部皮下脂肪厚（TSF）や上腕周囲（AC），上腕筋囲（AMC）などの身体計測値は，いつでもどこででも定量的な評価が可能で，しかも安価であるため臨床栄養のうえで有用な指標とされている。

2）動的栄養指標

静的栄養指標と異なり，短期間での代謝変動やリアルタイムでの代謝・栄養状態の評価が可能である。しかし，逆に感受性および反応性が鋭敏で，種々の因子によって影響を受けやすく，かつ変動幅も大きく普遍的でないためその評価には注意が必要である。この動的栄養指標には，血液・生化学的指標として半減期が短く，合成・代謝速度ともに早いrapid turnover protein（RTP，**表7**）のほか，蛋白合成能や蛋白崩壊状況を評価するアミノグラムや窒素平衡（N-balance）[*1]などがある。また，間接熱量計[*2]を用いれば，リアルタイムでのエネルギー消費量[*3]の測定も可能である（**表8**）。

3）総合的栄養指標

栄養評価を行う際にあまりにも多くの指標があり，しかも指標によって異常を示すものもあれば正常範囲内にとどまるパラメータもあるため，総合的な判定が困難なことがある。特に，栄養状態から手術危険度を判定する場合，このように各測定値がバラバラであればどのパラメータを信頼すればよいのか困惑させられる。そこで1980年にBuzbyらは，予後推定栄養指数（prognostic nutritional index；PNI）という総合的栄養指標を考案した。これは手術後の合併症の有無で有意差があった術前の栄養指標を数理学的に同定し，さらに重判別分析という統計学的手法を用いて，これらの栄養指標が合併症の発生にどの程度関与しているかを算定するとともに一つの数式で術後合併症の発生の有無を予測する予後推定式である。本邦においても，**表9**に示すような種々の総合的栄養指標が考案されている。

[*1]：**窒素平衡（N-balance）**
窒素出納/窒素バランス。生体による全窒素摂取量と全窒素排泄量の差。
健常成人では，Nin＝Nout，Nin＞Nout：正の窒素平衡，Nin＜Nout：負の窒素平衡。

[*2]：**間接熱量**
呼気中のCO$_2$排泄量とO$_2$消費量を測定し，安静時エネルギー消費量（REE）および呼吸商を算出するもの。

[*3]：**エネルギー消費量**
単位時間内（通常1日）に消費された熱量の総和。

表6 静的栄養指標

1．身体計測指標
　1）身長・体重：
　　①体重減少率，②％平常時体重，③身長体重比，④％標準体重，⑤body mass index（BMI）
　2）皮厚：上腕三頭筋部皮下脂肪厚（TSF）
　3）筋囲：上腕筋囲（AMC），上腕筋面積（AMA）
2．血液・生化学的指標
　1）血清総蛋白，アルブミン，コレステロール，コリンエステラーゼ
　2）各種血中ビタミン，微量元素
　3）末梢血中リンパ球数
3．皮内反応
　遅延型皮膚過敏反応

表7 栄養アセスメント蛋白

栄養アセスメント蛋白	トランスサイレチン（プレアルブミン）	レチノール結合蛋白	トランスフェリン	アルブミン
略号	TTR（PA）	RBP	Tf	ALB
役割	サイロキシンの輸送 RBPと結合しRBPの腎からの漏出を防ぐ	レチノール（ビタミンA）の輸送	鉄の輸送	浸透圧の維持 物質の運搬 酸化還元緩衝機能
半減期	2日	0.5日	7日	21日
分子量	55,000	21,000	76,500	87,000
基準値	男：23～42 mg/dL 女：22～34 mg/dL	男：3.6～7.2 mg/dL 女：2.2～5.3 mg/dL	男：190～300 mg/dL 女：200～340 mg/dL	3.9～4.9 g/dL

表8 動的栄養指標

1．血液・生化学的指標
　1）Rapid turnover protein（RTP）
　　①トランスサイレチン（プレアルブミン），②レチノール結合蛋白，
　　③トランスフェリン，④ヘパプラスチンテスト
　2）蛋白代謝動態
　　①窒素平衡，②尿中メチル-ヒスチジン
　3）アミノ酸代謝動態
　　①アミノグラム，②Fischer比（分岐鎖アミノ酸/芳香族アミノ酸），
　　③BTR（分岐鎖アミノ酸/チロシン）
2．間接熱量計
　1）安静時エネルギー消費量（REE）
　2）呼吸商
　3）糖利用率

表9 総合的栄養指標(手術症例を対象とする)

1. 胃がん患者に対する栄養学的手術危険指数(Nutritional risk index；NRI)…佐藤ら，1982

$$NRI=10.7\times Alb+0.0039\times TLC+0.11\times Zn-0.044\times Age$$

NRI＜55；high risk group　　NRI≧60；low risk group

2. 食道がん患者に対する栄養評価指数(Nutritional assessment index；NAI)…岩佐ら，1983

$$NAI=2.64\times AC+0.6\times PA+3.7\times RBP+0.017\times PPD-53.8$$

NAI≧60；good　　60＞NAI≧40；intermediate　　NAI＜40；poor

3. StageⅣ消化器がんおよびStageⅤ大腸がんに対するPNI(Prognostic nutritional index)

$$PNI=10\times Alb+0.085\times TLC$$

…小野寺ら，1984

PAI≦40；切除，吻合禁忌

4. 肝障害合併症例に対するPNIS(Prognostic nutritional index for Surgery)…東口ら，1986

$$PNIS=-0.147\times 体重減少率+0.046\times 体重身長比+0.010\times 三頭筋部皮厚比\\+0.051\times ヘパプラスチンテスト$$

PNIS≧10；合併症なし　　5≦PNIS＜10；移行帯　　PNIS＜5；合併症なし

Alb：血清アルブミン値（g/dL），TCL：総リンパ球数（/mm^3），Zn：血清亜鉛濃度（µg/dL），AC：上腕周囲（cm），PA；pre-albumin：トランスサイレチン（mg/dL），RBP：レチノール結合蛋白（mg/dL），PPD：ツベルクリン皮内反応（mm^2）

4 栄養管理のプランニング

栄養管理は，①栄養評価(アセスメント)に基づく栄養療法実施の適応の判定から，②経静脈栄養法，経腸栄養法，経口投与などの栄養管理法の選択，③栄養障害の程度と状態に応じた治療内容の選択，④栄養管理の実施，⑤実施内容や状況のモニタリング，⑥実施した効果判定などの一連の基本的な事項に沿って行われる。実際の臨床の場では，入院症例に対して，①入院時の栄養スクリーニング(一次スクリーニング)→②栄養アセスメント(二次スクリーニング)→③栄養管理プランニング→④栄養管理の実施→⑤栄養管理のモニタリング→⑥栄養管理の再プランニング→⑦栄養管理の評価→⑧退院の順序で栄養管理は進められている。

❶ 栄養管理法の選択

各種栄養指標を詳細に解析することにより各症例の栄養障害の原因が明瞭となり，次にその改善に有効な栄養管理法の選択がなされる。栄養管理法には，①経静脈栄養法，②経腸栄養法，③経口投与があるが(図1)，一般に図2に示すような栄養管理法の適正選択指針に従って各症例の栄養管理法が推奨されている。この指針で重要なことは，栄養管理はできる限り経口・経腸栄養で行い，不必要な経静脈栄養，特にカテーテル敗血症などの重篤な合併症を来す可能性のある中心静脈栄養(TPN)を避けることである。すなわち，経静脈栄養が必要な症例は，消化管の使用が困難か，望ましくない病態を有する症例に限定される。さらに，経静脈栄養が必要とされる期間が比較的短く2週間未満の場合には，末梢静脈栄養(PPN)が選択され，2週間以上の長期の経静脈栄養が必要と思われる症例のみがTPNの対象となる。

表10 栄養管理内容の決定法

1. 水分必要量

   1日必要量＝尿＋不感蒸泄＋糞便中水分量－代謝水≒35 mL/kg体重

2. 必要エネルギー量（kcal/日）

   基礎エネルギー消費量（BEE）×activity factor×stress factor

   BEE：Harris-Benedictの式より算出
   　男性：66＋（13.7×体重kg）＋（5.0×身長cm）－（6.8×年齢）
   　女性：655＋（9.6×体重kg）＋（1.7×身長cm）－（4.7×年齢）
   　Activity factor＝1.0〜1.8（安静：1.0，歩行可能：1.2，労働：1.4〜1.8）
   　Stress factor＝1.0〜2.0（重症度・術後病期・状態に応じて）

3. 蛋白（アミノ酸）投与量（g/日）

   1日投与量＝体重（kg）×stress factor

4. 脂肪投与量（g/日）

   1日投与量＝総投与エネルギーの20〜50％（0.5〜1.0 g/kg体重）

5. 糖質投与量（g/日）

   1日投与量＝総投与エネルギー － 蛋白（アミノ酸）投与量 － 脂肪投与量

注：がん悪液質（不可逆的）の患者には適用しない。

2 栄養投与成分の決定

個々の症例に適した栄養投与成分を決定・選択するには，まず，①水分投与量，次いで，②電解質量，③必要エネルギー投与量，④蛋白（アミノ酸）投与量，⑤脂肪投与量，⑥糖質投与量，⑦ビタミン・微量元素の順に決定し，これに最も適した経腸栄養剤や輸液剤を選択する必要がある（**表10**）。

3 水・電解質投与量の決定

糞便中の水分量と代謝水は，ほぼ等しいため，一般には1日尿量と不感蒸泄の和が1日水分必要量となり，約35 mL/kg体重となる。また，正常な腎機能をもつ平均的成人の場合，1日に産生される溶質負荷はおよそ600 mOsmで，不要な溶質を尿として排泄するには腎の最大濃縮能が1,200 mOsm/kgであることから，約500 mL以上の水を必要とする。一方，組織で生じる代謝水が200〜300 mL/日あり，肺と皮膚からの不感蒸泄が約0.4〜0.5 mL/kg/h（体重50 kgの場合，480〜600 mL/日）である。したがって，摂取すべき水分の必要最少量は，最大濃縮尿として必要な水分量と不感蒸泄として失われる水分量の和から代謝水を差し引いた，およそ680〜900 mL/日となる。平均的成人が輸液によって水分を補給するとき，脱水とならない1,000 mL/日以上の尿量を保ち体液平衡を維持するには，30〜35 mL/kg/日の輸液が必要となる。しかしながら，この輸液量は平均的成人にとって妥当でも，膠質浸透圧の低下した終末期がん患者にとっては相当量の体液が細胞間，組織間隙，体腔内に貯留し，医原的な浮腫や胸水・腹水の生成を生じうる。終末期においては，1日の輸液量として生理的必要量は減少することから，輸液を行う場合には輸液量を500〜1,000 mLの範囲におくことが妥当であると考える。

電解質は体外への体液の排出がなければ，1日維持量（Na：1〜2 mEq/kg/日，

K：1〜2 mEq/kg/日，Cl：酸塩基平衡の維持に必要な量）の投与を行う（**表3**）。ただし，胃液などの消化液や創部，熱傷などの浸出液があれば，基本的には排液分をリンゲル液などの補充輸液で補うことが必要とされる（**表2**）。

④ 必要エネルギー量の決定

一般的な1日必要エネルギー量の算出法としては，Harris-Benedictの式から計算される基礎エネルギー消費量（BEE）×活動因子（activity factor）×侵襲因子（stress factor）が用いられている。しかし，肝疾患などの臓器障害を有する症例や集中治療を要する患者，終末期を除く担がん症例などでは，エネルギー消費量が亢進していることが多く，後述するが終末期に向かって悪液質が進行した症例では，逆にエネルギー消費量が減少することもあり，症例によっては間接熱量計を用いて実測し，それに応じた必要エネルギーを設定することもある（P48参照）。この際には，短時間での測定から1日量を推定することになり，誤差を生じることがあるので注意を要する。

⑤ 蛋白（アミノ酸）投与量の決定

必要エネルギー量を決定したあと，1日蛋白投与量を設定する（基本的に質量で示す蛋白とアミノ酸は等価とする）。1日蛋白投与量は体重（kg）×stress factorの式より算出する。蛋白投与量は，非蛋白カロリー窒素比（NPC/N）[*1]を利用して算出する。蛋白（アミノ酸）投与量は，一般の非侵襲下では0.8〜1.0 g/kg/日でNPC/N比が150〜200になるように設定される。一般に経静脈栄養の場合，蛋白はアミノ酸として投与され，病態に応じたアミノ酸が選択される。蛋白やアミノ酸の投与は，生体内での蛋白合成の基質の供給に重要で，特に生体内で合成されない必須アミノ酸の投与は欠かせないので注意を要する。なかでも分岐鎖アミノ酸（BCAA）は侵襲下においても効率のよいエネルギー源となり，また蛋白崩壊の抑制や蛋白合成能の促進など，他のアミノ酸にない特性を有しており，肝障害や敗血症発生時，また周術期をはじめ集中治療に際して好んで用いられている。一方，グルタミンは血中濃度が最も高いアミノ酸であるが，侵襲時には免疫担当細胞や腸粘膜での要求性が高い。非必須アミノ酸ではあるが，需要が大きく，ときに欠乏状態を招きやすく条件付必須アミノ酸ともいわれており，蛋白代謝では重要なアミノ酸である。

⑥ 脂肪投与量の決定

1日脂肪投与量は，総投与エネルギーの20〜50％とされており，一般的には0.5〜1.0 g/kg体重の投与が必要で，およそ20〜50 gの脂肪が投与されることになる。脂肪にも生体内で生成されない必須脂肪酸があり，この投与を行わないと生体反応が維持できなくなるので注意が必要である。脂肪は9 kcal/gと他の栄養素に比べて効率的にエネルギーが投与できるだけでなく，代謝によって産生される炭酸ガス量は，ブドウ糖の約70％と少なく，人工呼吸器からの離脱や慢性肺疾患により呼吸機能の低下している症例，肺がんや転移性肺腫瘍などのがん終末期においても重視されている。ただし，脂肪乳剤[*2]をあまりに短時間で経静脈的に投与するとエネルギー基質として十分に代謝されないことから，0.1〜0.2 g/kg体重/hの速度での投与が推奨されている。

[*1]：**非蛋白カロリー窒素比（NPC/N）**
投与した蛋白（アミノ酸）を蛋白合成に向かわせるための最適比。150〜200になるよう設定する。

（参考）**非蛋白熱量（NPC）**
アミノ酸は代謝により1g当たり4 kcalの熱量を産生する。しかし，利用後は有毒なアンモニアに代謝され，肝臓の尿素回路にて尿素として排泄される。その代謝過程でエネルギー源としてブドウ糖が利用されることから，一般に輸液療法ではアミノ酸を総カロリーに加えない非蛋白熱量（NPC）を用いる。

[*2]：**脂肪乳剤**
水に溶けない脂肪（トリアシルグリセロール）を界面活性剤である卵黄レシチンで乳化したもの。

7 糖質投与量の決定

　糖質の1日投与量は，総投与エネルギーからアミノ酸と脂肪投与によるカロリーを差し引いて算出する．蛋白（アミノ酸）および脂肪の単位当たりのエネルギー量はそれぞれ4 kcal/gと9 kcal/gである．プランニングした蛋白（アミノ酸）と脂肪の投与g数からこれらのエネルギー量を算出し，総投与エネルギーからこれらを差し引いた残りのエネルギー量を，糖質の単位当たりのエネルギー量である4 kcal/gで除した値が糖質投与量となる．栄養輸液を行う場合には，すでに糖やアミノ酸濃度が決められた輸液剤（キット製剤）が市販されているが，キット製剤を最初から決めるのではなく，個々の症例の必要エネルギーや栄養素を計算したうえで，最もそのプランに近似するものを選択することが本来のやり方である．

8 微量栄養素の効果と投与量

　高齢者や術前に十分な食事摂取が困難であった症例では，ビタミンや微量元素などの微量栄養素が欠乏している症例が少なくない．微量栄養素の欠乏は感染症や褥瘡発生のリスクを増加させるだけでなく，ときに著しい代謝障害を来すこともあり注意を要する．投与量は日本人の1日必要量とされているが，経静脈的に投与できるものには限界があり，できる限り早い時期に経口・経腸的な投与を開始することが大切である．また，脂溶性ビタミンや微量元素などはときに過剰症を呈することもあり，βカロテン*の過剰投与で発がんの危険性を指摘する報告もあるので，適正投与量を遵守することが大切である．

＊：βカロテン
βカロテン（ベータカロテン，β-carotene）は，植物に豊富に存在する赤橙色色素の一つ．ビタミンAの前駆体（不活性型）である．

5 輸液に伴う合併症

輸液に伴う合併症には，カテーテル留置に伴うものや輸液ルート，代謝に関する合併症，さらには長期絶食に伴う弊害もその合併症として位置づけられている（表11）。本項では，特に代謝に関する合併症について記す。

1 高血糖

最も頻度が高い合併症である。手術や感染症などの侵襲下では患者の耐糖能が低下している（ストレスホルモンの分泌によって惹起され外科的糖尿ともいう）ため，中心静脈栄養（TPN）による高濃度糖質の投与で容易に血糖が上昇する。対策としては，TPN開始前における患者の耐糖能を評価し，開始時に徐々に輸液の糖質濃度を上昇させる馴らし期間を設け，耐糖能の低い患者では開始直後の数日間は定期的な尿糖・血糖測定を行って，必要に応じインスリンの投与を行いつつ血糖値を100〜200 mg/dLの範囲内で管理することが望まれる（初期投与量の目安：糖10 gに対しインスリン1単位）。

2 低血糖

TPN施行中は相対的高インスリン状態にあり，TPNを急に中止すると低血糖状態を惹起しやすくなる。したがって，TPNを中断・中止する場合は，中止直前の輸液速度を30分〜1時間ほど半分のスピードとするか，5〜10％ブドウ糖液に変更したあと中止することで低血糖を防止できる。

3 肝内胆汁うっ滞

絶食に加えて高濃度の糖質を経静脈的に投与することによって惹起される。血清トランスアミナーゼと胆道系酵素の上昇とそれに引き続く直接型ビリルビンの上昇が認められる。TPN開始後，比較的早期に起こる場合は，一過性のことがある。しかし持続する場合には，投与エネルギーの減量や脂肪乳剤の併用により軽快する。

表11 輸液に伴う合併症

1. カテーテル留置に伴う合併症
   ①気胸，②血胸，③皮下血腫，④神経損傷，⑤胸管損傷，⑥空気塞栓，⑦血管外輸液，⑧カテーテル塞栓，⑨不整脈
2. 輸液ルートに関する合併症
   ①カテーテル感染症（敗血症），②血栓形成，③静脈炎，④誤接続
3. 代謝に関する合併症
   ①高血糖，②低血糖，③肝内胆汁うっ滞・肝機能障害，④アミノ酸代謝異常，⑤必須脂肪酸欠乏症，⑥乳酸アシドーシス，⑦微量元素欠乏症，⑧昏睡，⑨電解質異常，⑩心不全，⑪肺水腫，⑫全身浮腫
4. 長期絶食に伴う合併症
   ①腸管粘膜萎縮（食欲減衰，吸収機能の低下など），②肝内胆汁うっ滞，③胆嚢炎，胆石症，④腸管由来免疫能低下（分泌型IgA産生低下），⑤いわゆるbacterial translocation惹起，⑥消化機能の低下，⑦呼吸器管理からの離脱遷延

また，経口摂取が可能であれば，まずは少量の経口摂取を開始することが大切で，特に脂肪の経口投与が有効である。長期絶食を伴ったTPN施行患者においてはときに脂肪肝を併発することがあるが，糖の過剰投与や必須脂肪酸欠乏などがその原因と考えられている。

4 アミノ酸代謝異常

一般に，肝障害や腎障害などの基礎疾患がある場合に，不適切なアミノ酸組成を含むTPNを実施すると，高アミノ酸血症や血中のアミノ酸インバランスが認められることがある。特に，肝不全患者に標準アミノ酸液を投与するとFischer比（分岐鎖アミノ酸［ロイシン＋イソロイシン＋バリン］/芳香族アミノ酸［フェニルアラニン＋チロシン］）が低下し，意識障害が悪化することがあり注意が必要である。分岐鎖アミノ酸濃度が高くPhe＋Tyrが低い肝不全用アミノ酸製剤（アミノレバン®やモリヘパミン®）の投与で改善することが多い。腎障害患者に対しては必須アミノ酸を含有する腎不全用アミノ酸製剤（キドミン®やネオアミユー®）の投与が有効である。

5 必須脂肪酸欠乏症

脂質代謝に関する合併症のうち，必須脂肪酸欠乏症は，3〜4週間以上の無脂肪TPNを施行すると発症することが多い。リノール酸などの必須脂肪酸を多く含む脂肪乳剤を，投与エネルギーの10〜30％を目安に投与する必要がある。予防法としては，成人では1日当たり最低でも20gの脂肪投与（20％脂肪乳剤100mL/日以上）が望ましい。また，TPN中の高インスリン血症による脂肪合成亢進が原因の脂肪肝に対しても，適量の脂肪乳剤の投与が有効である。脂肪乳剤の適正速度は，20％脂肪乳剤の場合は20〜25mL/h以下で，これ以上速く投与すると高トリグリセリド血症となるので注意を要する。

6 乳酸アシドーシス*

ビタミン剤無添加のTPNの長期使用あるいは長期絶食後のビタミン剤無添加のTPN実施時には，ビタミンB_1欠乏による乳酸アシドーシスの発症を来すことがある。ビタミンB_1はピルビン酸代謝の重要な補酵素であり，その欠乏によりピルビン酸から乳酸への変換が優位となり著しいアシドーシスを生じる。重炭酸ナトリウム（メイロン®）ではアシドーシスを補正できないのが特徴で，ビタミンB_1欠乏を疑った場合は，ただちにビタミンB_1を100〜200mg静脈内投与し，症状改善が認められるまで30分おきに同量を投与する。この病態はビタミンB_1欠乏症いわゆる「脚気」であり，心肥大やウェルニッケ脳症などを併発することがあるので発症を極力避け，TPN施行時にはTPN用総合ビタミン剤を添加して予防に努めることが大切である。

＊：乳酸アシドーシス
低酸素下では細胞内NAD^+が再生するためピルビン酸が乳酸に還元され，アシドーシスが生じる。また，ビタミンB_1はピルビン酸脱水素酵素の補酵素であるチアミンピロリン酸の前駆体であるため，ビタミンB_1欠乏下ではピルビン酸からアセチルCoAへ代謝されにくくなり，大量の糖を投与するとピルビン酸から乳酸へ代謝され，乳酸アシドーシスを引き起こす。

7 微量元素欠乏症

TPN 施行時の微量元素欠乏症予防には，Fe や Cu，Zn，I，Mn を含有した微量元素製剤が有効である。微量元素製剤に含まれていない微量元素のうち，セレン欠乏症が問題となるが，セレノメチオニン，亜セレン酸などの院内製剤で対処するしか方法がないのが現状である。セレン欠乏症では心不全などの重篤な症状を呈することがあるので注意を要する。

8 昏　睡

300〜400 mg/dL 以上の高血糖状態が続くと高浸透圧性非ケトン性昏睡（hyperosmolar nonketotic diabetic coma；HONK）を引き起こすことがある。耐糖能を超えた過剰のブドウ糖が注入され，インスリンの分泌では対応できなくなり，500〜1,000 mg/dL 以上の高血糖，350 mOsm/L 以上の高浸透圧となり，著明な細胞内脱水，中枢神経症状（ケトーシスを伴わない昏睡）に陥る。TPN 施行中の患者が意識障害を呈した場合には HONK を念頭におき，速やかに TPN を中止して血糖を測定する。HONK と診断されたら厳重に血糖をモニタリングしつつ，インスリンの投与による血糖コントロールおよび生理食塩水の急速大量投与による脱水の補正が必要である。

9 電解質異常

(1) 低 Na 血症

血清 Na 濃度 135 mEq/L 以下を低 Na 血症とする。ただし，偽性低 Na 血症*1 を除外すること。低 Na 血症の多くは水分過剰である。低 Na 血症の病態として悪性腫瘍が存在する場合が多いので注意すべきである。生体の水分分布は各分画の浸透圧*2 に支配されている。一般に，血糖値が 100 mg/dL 増加すると，血清 Na 値は 2.8 mEq/L 低下する。

(2) 高 Na 血症

血清 Na 濃度 145 mEq/L 以上を高 Na 血症とし，その多くは，水分摂取不足時の輸液投与（高カロリー輸液や補充輸液）や利尿薬の過剰使用などの医原性の要因によって引き起こされることが多い。

(3) 高 Ca 血症

正常値を 10 mg/dL とすると，そのうち 4 mg/dL はアルブミンと結合しており，1 mg/dL は P など他のイオンと結合しており，5 mg/dL が Ca イオンとして存在する。すなわち，低アルブミン血症では見かけ上 Ca 濃度が低値になるため，補正した値を出す。補正 Ca 濃度＝Ca 濃度（mg/dL）＋（4−Alb g/dL）である。高 Ca 血症の原因は，悪性腫瘍の骨転移，多発性骨髄腫，成人 T 細胞性白血病やホルモン産生腫瘍が臨床上最も頻度が高い。

---

*1：**偽性低 Na 血症**
高血糖，高蛋白血症，脂質異常症などによる血漿浸透圧が正常な，見かけのみの低 Na 血症のこと。

*2：**浸透圧**
体液には細胞外液と細胞内液で組成に違いはあっても，各区画内の浸透圧はすべて等しい。このため，体液の浸透圧は細胞外液である血漿（および組織間液）の浸透圧を測ることによって調べることができる。浸透圧は以下の式で計算することができる。
血漿浸透圧予測式（mOsm/L）
＝2×血漿 Na（mEq/L）
＋血糖値（mg/dL）/18
＋BUN/2.8

6 在宅経静脈栄養

1 在宅経静脈栄養の適応と禁忌

　在宅経静脈栄養（home parenteral nutrition；HPN）は，消化吸収の機能障害があり長期におよぶ在宅での栄養療法が必要な場合に選択される。なかでも高カロリー輸液を在宅で実施する場合には，在宅中心静脈栄養法と称する。在宅中心静脈栄養法の適応は，①消化吸収機能に障害がない脳血管障害，②神経・筋疾患に起因する慢性の摂食・嚥下障害や病態が不安定な患者，また，③本来は末梢静脈栄養法が適応であり，水分や電解質ならびにエネルギーの投与が比較的短期間（10～14日間まで）に限定される場合や，④医学的効果より実施に伴う合併症などの危険性が高い場合などでは，実施は一般的に控えるべきとされている。「在宅中心静脈栄養法ガイドライン」（厚生労働省健康政策局監修，1995）では，実施の前提条件として以下の3項目を提示している。

1) 原疾患の治療を入院して行う必要がなく，病状が安定していて（末期がん患者を除く）HPNによってQOL（生活の質）が向上すると判断されるとき。
2) 医療担当者のHPN指導能力が十分で，院内外を含む管理体制が整備されているとき。
3) 患者と家族がHPNの理論や必要性を十分認識して，希望し，輸液調製が問題なくでき，注入管理も安全に行えて合併症の危険性が少ないと判断されるとき。

2 在宅経静脈栄養実施の体制づくり

1 入院中の体制づくり

　栄養サポートチーム（nutrition support team；NST）*のように，HPNに関する専門的な知識や技術をもつ医師や看護師，薬剤師などが病院内におり，チームとして患者・家族に十分な指導や教育を行うとともに，訪問医や訪問看護ステーション，調剤薬局など，地域との連携や，緊急対応が可能なシステムが確立していることが必要である。

2 在宅療養の体制づくり

　医療面のサポートのみでなく，患者・家族のニーズの把握や調整など，必要時に必要な支援が継続的に提供できるサポートシステムの構築が大切である。地域一体型のNSTなどの構築がなされている地域や施設では，綿密な連携と情報交換を行っておくと長期にわたり安定した管理が可能となる。また，輸液剤の保管，輸液のセッテイングならびに開始や終了時の対応などを，患者本人あるいは家族に十分かつ入念に指導・教育することが有用である。

3 外来での管理・フォローアップ

　退院後の外来受診や訪問診療，訪問看護により，定期的に病態の把握，合併症チェック，栄養評価，血液生化学検査，輸液システムの点検，食事指導などを複数のスタッフで行う。退院直後は1回/週，安定すれば1回/2～4週程度の定期受診が望ましい。

＊：**栄養サポートチーム（NST）**
栄養管理を症例個々や各疾患に応じて適切に実施することを栄養サポートとよび，医師，看護師，薬剤師，管理栄養士，臨床検査技師などの多職種で実践する集団（チーム）のこと。

3 合併症とその対処方法/患者・家族教育

　合併症の早期発見や患者・家族のパニック防止のために，その対処方法を患者・家族に十分に教育しておくことが大切である。

1）カテーテルやポートの合併症
　カテーテル抜去，内腔の閉塞，ポート埋没部の液貯留（不適な穿刺法によるポートの疲労破裂による）などがある。

2）感染症に関する合併症
　カテーテル関連血流感染症（catheter-related blood stream infection；CRBSI）＊による敗血症や皮下埋没型ポート装着部の感染などがあり，原因不明の発熱などを来す。これらの徴候があるときは至急病院へ連絡することを指導する。

3）代謝に関わる合併症
　大量の輸液が短期間で注入されたり，急激に中止されたりするために起こることがある。長期施行患者では，肝内胆汁うっ滞，胆石症，脂肪肝など，肝・胆道系疾患の発生が問題となることがある。

＊：**カテーテル関連血流感染症（CRBSI）**
「他に明らかな感染源がなく，カテーテル先端培養で 10^3 個以上の微生物が検出され，かつ末梢静脈血培養で検出された微生物と一致し，臨床的にはカテーテル抜去により感染徴候が消退する」と定義されている。

4 輸液剤の調製・供給

　基本的にHPNがなされるのは維持輸液であり，輸液剤として，電解質・糖・アミノ酸製剤，ビタミン製剤，脂肪乳剤，微量元素などが必要となる。調製に際して混合した輸液剤は，配合変化や細菌の繁殖を抑えるため，冷蔵保存とする。必要に応じて，院外調剤薬局での調製，配達を依頼することも可能である。

5 輸液管理と実施

　管理法や実施方法については，状況に対応した実施手順マニュアルの整備が必要である。

① カテーテルの選択と留置法
　HPNに際して用いられる長期留置用カテーテルには以下の2形式があり，患者の年齢や病状，生活，介護状況などを考慮して形式を選択する。

1）体外式：ブロビアック/ヒックマン（Broviac/Hickman）カテーテル
　ダクロン・カフ付のシリコンラバー製で，挿入後に皮下のカフ部分が周囲の組織と癒着することから，自然抜去を予防することができる。高齢者などでも操作が容易であるが，輸液ルート接続部の細菌感染や体外露出部の破損の危険があるため，接続部の消毒など適切な管理が要求される。

2）埋め込み式：完全皮下埋め込み式ポート・カテーテル

　ポートをはじめシステム全体を皮下に置くため，自然抜去や接続部露出による感染の心配はなく，また，安全かつ安心して入浴も可能で，QOLの向上には有用である。一方，輸液開始時はポート上の皮膚を特殊な注射針（ヒューバー針）で穿刺するため，痛みや皮膚感染，壊死が問題となる。事故抜針が起こらないように確実な固定が必要で，カテーテル閉塞時の対応も難しいなどの欠点もある。また，体外の輸液剤および輸液ルートは汚染しないように完全に無菌かつ密封された状態での輸液の実施が必要で，カテーテル関連血流感染症（CRBSI）を極力回避することが大切である。

② 在宅用輸液システムと必要な器具

　上記のカテーテルを用いた輸液システムは，輸液バッグ，フィルター付き輸液セット，シリコンチャンバー，輸液ポンプから構成され，必要に応じて携帯用輸液システム（ショルダーバッグ型，ジャケット型など）が用いられる。

　フィルター付き輸液セットは，点滴静脈内注射用の輸液セットに準じた構造となっているが，側注口の接合部は三方活栓の使用をできるだけ控えクローズド・システムとするなどして重篤な合併症であるCRBSIならびに敗血症の発生を予防する工夫がなされている（図10）。また，解剖学的にカテーテルの先端が心肺などの重要臓器に近接しており，血栓の付着防止やコアリングの予防，フタル酸ジ-2-エチルヘキシル（DEHP）の溶出の防止などが行われているものが増えている。これら携帯用システムを用いることにより，自宅だけでなく外出時にも継続的な輸液の実施が可能であり，QOLの大きな向上が得られる。

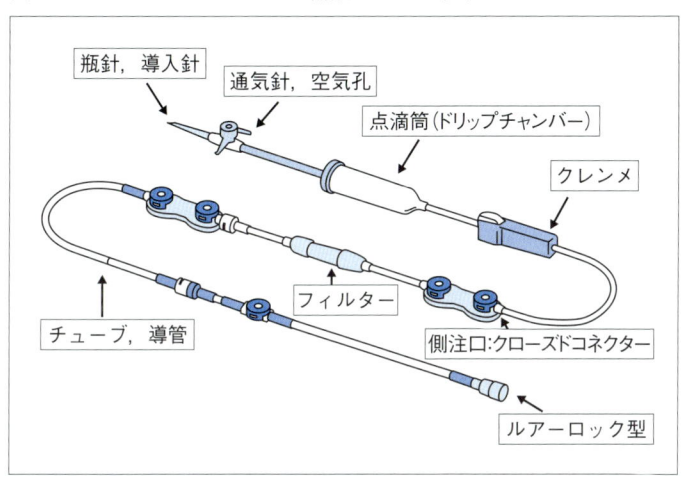

図10　クローズド・システム輸液ラインの仕組み

③ 輸液システム管理の実際

1) 輸液終了時は，カテーテル内をヘパリン加生理食塩液でロックするが，カテーテルによっては生理食塩水のみによるロックでも有効である。
2) 注入ラインの交換は間欠投与では実施ごと，持続投与では1～2回/週実施する。

3) 刺入部の消毒については，体外式は2回/週，カテーテル刺入部を中心に広い範囲を皮膚消毒し，ドレッシング材で覆う。埋め込み式は輸液終了後に穿刺部を消毒し，絆創膏を貼付する。
4) 入浴時には，体外式カテーテルでは，カテーテルをヘパリンロック*し，まとめて防水フィルムドレッシング材で覆って入浴する。入浴後には刺入部の消毒を行う。埋め込み式カテーテルでは，ポート上を強くこすらないように注意する。

*：ヘパリンロック
ヘパリンの抗凝固作用を利用して血管を持続的に確保すること。10単位/mL濃度のヘパリンでカテーテル内を満たしておく。

7 皮下輸液法

　補液あるいは輸液は，本来静脈内に輸液剤を投与するものである。しかし，静脈内に注射針やカテーテルを挿入することができない場合や，在宅医療や終末期医療などの医療体制上それが好ましくない場合に，輸液剤を皮下に注入する輸液法を皮下輸液という。現在のような，輸液・栄養管理が確立する以前の1950年代までは，手術前後や経口摂取が不可能な場合に，皮下注射あるいは皮下輸液が行われていた。その後，経静脈栄養の発展・普及によってほとんど行われなくなったが，最近，在宅医療における高齢者の脱水治療や終末期の補液を目的として，再び皮下輸液法が見直されるようになってきた。

1 皮下輸液の適応

- 末梢静脈からの補液が管理上困難な場合：血管が確認できず針が刺せない場合や，精神的な理由で留置針を頻繁に自己抜去される場合，また在宅・福祉施設入所者など。
- 患者・家族が静脈からの補液を希望しない場合。
- 経静脈カテーテルの留置が医学的に不適当と考えられる場合など。

2 皮下輸液の方法

　大量の輸液剤（500～1,000 mL）を一度に注入する場合と，24時間かけて持続的に注入（500～1,500 mL/24時間）する場合があるが，最近は後者の方法が用いられることが多い。持続皮下注射および輸液は，腹壁や肋間の皮下にプラスチック製の留置針を挿入し，輸液剤を少量ずつ投与する。万が一，自己抜去されてもプラスチック針であれば安全で，場合によっては，背部の皮下への投与も可能である。図11に留置針の挿入方向を示す。

3 皮下輸液による補液の利点

- 経静脈栄養（末梢静脈栄養，中心静脈栄養）に比べ，出血や感染などの合併症や副作用の発生が少ない。
- 在宅患者や福祉施設入所患者にも比較的安全に補液が可能である。
- 安全性が担保されており管理が容易である。

4 皮下輸液による補液の欠点

- 皮下注射された補液の吸収が緩やかなため，ショックなどの急性期治療には不適切。
- 等張液以外は疼痛や発赤などの副作用を来すことがあるため，皮下へ注入できる薬剤が制限される。

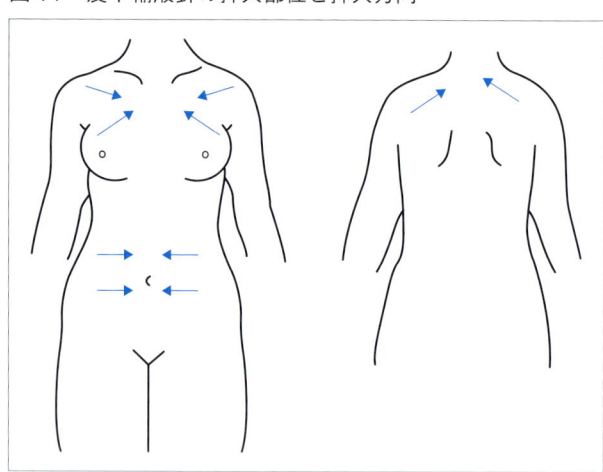

図11 皮下輸液針の挿入部位と挿入方向

5 皮下輸液の実施法

- 1 mL/分の滴下速度（1.5 L/日まで，刺入部が2カ所の場合は3.0 L/日まで）。
- 500 mL/h の投与速度を超えない。
- 1～4日毎に注射針，チューブを交換する。
- 刺入部の浮腫，発赤，痛み，感染，液漏れなどを観察する。

6 皮下投与が可能な薬剤

皮下投与が可能と考えられる薬剤には，等張液（生理食塩液[※]，5％ブドウ糖液，1，3号液，各種リンゲル液），ビタミン類[※]（C, B_1, B_2, B_6, B_{12}, K，葉酸，ニコチン酸），抗菌薬（βラクタム系，モノバクタム系，クリンダマイシン，アミノグリコシド系），抗精神病薬（ハロペリドール），ベンゾジアゼピン系（ミダゾラム，ジアゼパム），麻薬類（モルヒネ[※]，ペンタゾシン[※]），抗コリン薬（ブスコパンなど），メトクロプラミド，抗ヒスタミン薬（クロルフェニラミン[※]，ジフェンヒドラミン），ステロイド，インスリン[※]，ヘパリン[※]，トラネキサム酸，リドカイン，フロセミドなど。

※添付文書上，皮下投与が可能なもの。その他は経験的に使用されており，安全であることを保証する論文はない。

7 皮下投与が不可である薬剤

皮下投与が不可である薬剤には，①上記以外の抗菌薬，②パミドロネート，③ジゴキシン，④フェニトイン，⑤ジアゼパムなどが挙げられる。

8 皮下輸液剤の選択

　皮下輸液に用いる輸液剤は，基本的に等浸透圧（等張）で等pHでなければならない。pHは多少異なっても滴定酸度*や滴定アルカリ度が小さければ投与可能であり，5%糖液（糖質のみ含有）は以前から好んで用いられた。しかし，糖液は基本的に電解質を含まないため，皮下の糖液注入部に血管内から電解質が移行し，血液の電解質異常を悪化させることがある。したがって，皮下輸液の輸液剤は，等浸透圧で，かつ含有する電解質が血清電解質と同じであることが要求される。この条件に最も適応する輸液剤として生理食塩水やリンゲル液があるが，病態によっては他の輸液剤も有効である。

　一方，補充輸液として多く用いられているものに乳酸あるいは酢酸加リンゲル液がある。この乳酸，酢酸加リンゲル液は，経静脈的に投与されると，血液内で乳酸や酢酸がHCO_3^-に変換されることを前提に作成されており，皮下輸液に使用すると逆に血液のHCO_3^-が皮下に引き出されアシドーシスを増悪させる可能性があるので注意を要する。

　また，栄養管理のうえで高カロリー輸液を必要とする場合があるが，これらの輸液剤はいずれも高濃度の糖質を有する高浸透圧輸液剤であるため，皮下輸液での投与は実質不可能である。このように皮下輸液は実際の適応は大きいものではないが，管理が簡便で合併症や副作用が少なく，高齢者の脱水治療や終末期症例の補液に有用な輸液法である。

＊：**滴定酸度**
酸を中和するのに必要な塩基の量に決定される酸度。

8 がん患者の栄養状態の特徴

　がん患者，特に終末期がん患者にはさまざまな代謝・栄養学的な異常が存在し，それらが互いに複雑に関連して終末期特有の病状や症状の発現に大きく影響している（表12）。

1 がん自体の病態に基づく栄養障害

　①悪液質（がんの進展により不可逆性の代謝障害を起こし，制御不能の全身浮腫や胸水・腹水などを来す），②消化管閉塞・狭窄（経口摂取や経腸栄養の実施が困難），③消化管出血（吐血・下血と貧血による食欲低下），④脳腫瘍・脳転移による嘔気・嘔吐（脳圧亢進症状による），⑤骨転移による高Ca血症（嘔気・嘔吐，食欲不振を来す），⑥多発転移による臓器障害（特に，肝不全や腎不全は著しい栄養障害を惹起する）などがある。

　がん自体による栄養障害の場合には，一般に代謝動態は亢進しており，身体の現状維持だけであっても健常者の必要エネルギー量の1.1～1.3倍が必要とされる。しかし，悪液質の病態に陥るとエネルギー消費量が減少し，これに対して過剰なエネルギー投与を行うと逆に大きな負荷となって，病状の増悪を引き起こすことになる。

2 不適切な栄養管理による栄養障害（医原性栄養障害）

　医原性栄養障害は，終末期であるがゆえに栄養管理がおろそかになる場合や，患者本人あるいは家族が栄養管理を拒否したことに起因するものであり，①エネルギー不足（負の累積エネルギーバランスが大きくなる），②蛋白・アミノ酸欠乏（特に必須アミノ酸不足），③脂肪欠乏（特に必須脂肪酸不足），④水分・電解質異常，⑤ビタミン・微量元素欠乏などがある。この場合の多くは代謝学的には飢餓の状態にあり，前述したがん自体の進行に伴う栄養障害とは全く異なり，欠乏したエネルギーや各種栄養素の投与が症状の改善に有効である。逆に，飢餓の状態が高度になると胸水や腹水，あるいは全身の浮腫などを来して，あたかも悪液質と同様の病態

表12　がん患者の代謝・栄養学的特性

1. 基礎代謝
    - 異化亢進状態
    - 安静時代謝率上昇
    - エネルギー必要量増加
2. 糖代謝
    - 耐糖能低下（インスリン抵抗性増強）
    - インスリン分泌異常
3. 蛋白・アミノ酸代謝
    - 筋での蛋白異化作用の促進
    - 肝での蛋白合成の亢進
4. 脂質代謝
    - 脂質異常症（高脂質血症）
    - 脂肪分解の亢進
    - 貯蔵脂肪の減少

を来すようになるので注意が必要である。病態の根底が飢餓であるならば十分な栄養管理によって，明確な症状の改善や延命が得られる。要するに飢餓からの離脱はむしろ本来患者が有する生命力を回復させることに他ならない。

9 がん悪液質の概念と最近の動向

　がんの進行とともに多くの患者が，食欲不振や体重減少を経験し，次第に不可逆的な栄養不良に陥る。中等度以上の食欲不振は，がん患者の半数以上にみられると報告されている。また，体重減少はがんの原発部位や進行度によって報告に差があるものの，がん患者の30〜80％に認められるとされている。がん患者における低栄養は患者の活動性や生活の質（QOL）を低下させるだけでなく，根治を目指したがん治療に際しその耐用性を著しく低下させ，それが予後を悪化させる。

　がん患者の栄養管理について，欧州臨床栄養代謝学会（The European Society for Clinical Nutrition and Metabolism；ESPEN）から2006年に発行された①経腸栄養ガイドライン，2009年に発行された②静脈栄養ガイドライン（以下，ESPENガイドライン），米国静脈経腸栄養学会（The American Society for Parenteral & Enteral Nutrition；ASPEN）から2009年に発行された③抗がん治療患者に対する栄養サポートのガイドライン（以下，ASPENガイドライン），2011年に正式発表されたEuropean Palliative Care Research Collaborative（EPCRC：上質な緩和ケアの提供を目的とし，欧州連合の研究・技術枠組み計画に関連して設立された国際協力プロジェクト）の④がん悪液質に対するガイドライン（以下，EPCRCガイドライン），日本緩和医療学会から2006年に発行された⑤終末期がん患者に対する輸液治療のガイドライン第1版（Web），および⑥2008年および⑦2010年に発行された悪液質の定義に関するコンセンサスペーパー，加えて⑧2011年にミラノで開催された悪液質学会などの討議内容をふまえて概説する。

1 悪液質の定義

　悪液質（cachexia）は，栄養不良により衰弱した状態を指す言葉として古くから用いられてきた。以前より悪液質はがんに限らず，種々の慢性消耗性疾患における栄養不良の終末像であり，治療抵抗性で患者の予後やQOLを悪化させることが知られていた。しかし，病態が複雑で，管理によって少なからずの修飾を受けるため代謝学的解析が進まず，統一見解として誰もが納得できる定義の設定が困難であり，その機序の解明や治療法の開発のうえで大きな障壁となっていた。

　そこで悪液質の研究発展や啓発上の必要性から，2007年に欧米のエキスパートによるコンセンサス会議で，悪液質の定義づけが行われた。ここで「悪液質は基礎疾患に関連して生ずる複合的代謝異常の症候群で，脂肪組織の減少の有無にかかわらず，筋肉量の減少を特徴とする。臨床症状として成人では体重減少，小児では成長障害がみられる」とされ，「悪液質は，飢餓，加齢による筋肉減少症，うつ，吸収障害や甲状腺機能亢進症とは異なる病態であり，食欲不振，炎症反応の亢進，インスリン抵抗性，蛋白異化の亢進などの代謝異常がみられる」とされた。

　その後，2011年初頭にがん悪液質に対するEPCRCガイドラインが発行され，「がん悪液質とは，従来の栄養サポートで改善することは困難で，進行性の機能障害をもたらし，（脂肪組織の減少の有無にかかわらず）著しい筋組織の減少を特徴とする複合的な代謝障害症候群である。病態生理学的には，経口摂取の減少と代謝異常による負の蛋白，エネルギーバランスを特徴とする」と定義された。これは本邦でのがん悪液質のとらえ方に近似しており，今後，標準的な定義として定着する可能性が高い。

2 悪液質発生の機序

悪液質発生の機序（メカニズム）はいまだ不明な点が多い。しかし、最近の生化学的、生物学的解析法の進歩によっておぼろげながらではあるが徐々に解明されつつある。腫瘍から放出される蛋白質分解誘導因子（proteolysis-inducing factor；PIF）*などの関与や、神経内分泌系の異常が次第に明らかにされ、なかでも、がんと宿主間の相互反応による炎症性サイトカインの活性化は、種々の代謝異常や食欲不振に深く関与し、重視されている。最近では、悪液質は種々のサイトカインを介する炎症反応としてとらえられるようになってきている。

悪液質は、一般にがんの進行に伴い、次第に死をもたらす不可逆性の栄養不良に進展していくが、がん種により悪液質を生じにくいものもあり、その進行速度もさまざまである。悪液質がもたらす栄養不良には、前述のように根底に全身の炎症反応による代謝異常があり、骨格筋分解の亢進をはじめ、インスリン抵抗性、脂質分解の亢進等の異化亢進がみられる。この代謝障害が高度になると、栄養投与を行っても有効に利用されず、栄養不良は次第に不可逆的となる。したがって、悪液質の進展が少ない、すなわち代謝異常の程度が軽度である段階で栄養サポートを行うことが重要である。この早期からの栄養サポートによって、栄養不良の進展を遅らせたり、他の原因による栄養不良を改善させたりすることが可能となり、これにより抗がん治療への耐用性を向上できるものと考えられるようになった。

明らかな悪液質の症状を呈さず、代謝異常が軽度な悪液質の状態は、"pre-cachexia"とよばれる。ESPENのSpecial Interest Group on Cachexia- Anorexia in Chronic Wasting Diseases（Cachexia SIG）などにより、この概念の定義がなされ、悪液質の前段階から行う栄養サポートが推奨されるようになってきた。また、高度代謝障害により、栄養状態の改善余地がない終末期の状態は、"late cachexia"、"severe cachexia"などの呼称が用いられていたが、EPCRCのガイドラインでは、"refractory cachexia"とされ、「抗がん治療に抵抗性の高度、あるいは急速に進行するがんのため不可逆的な栄養障害を生じている悪液質の状態」としている。EPCRCのガイドラインでは、「前悪液質（pre-cachexia）」、「悪液質（cachexia）」、「不可逆的悪液質（refractory cachexia）と」名付けられた3段階のステージが提唱され、各ステージの診断基準に関しても触れられているが、今後さらに検討が必要であろう。しかし、悪液質の前後にある、前悪液質と不可逆的悪液質というステージの概念を理解することは、がん患者の栄養管理を行ううえで、大きな意味がある（図12）。

3 がん患者に対する栄養管理の原則

1 栄養補給ルート

がん患者においても栄養管理の原則に基づき、「できるだけ経口・経腸栄養を推奨し、経静脈栄養は補助的手段」として行い、消化管の通過障害などで、経腸栄養を行えない場合に経静脈栄養を選択する。栄養経路について言及されているESPENガイドラインでは、がん患者に対する栄養経路として、経口・経腸栄養を第一選択

＊：蛋白質分解誘導因子（PIF）
最近の研究で、異化状態でユビキチン・プロテアソーム・システムを介して、蛋白分解が起こることが判明した。敗血症では糖コルチコイドが、がん悪液質では腫瘍が産生する硫酸糖蛋白である蛋白質分解誘導因子がプロテアソームサブユニットとユビキチン輸送蛋白〔E2（14K）〕を介し、骨格筋蛋白崩壊に関与する。

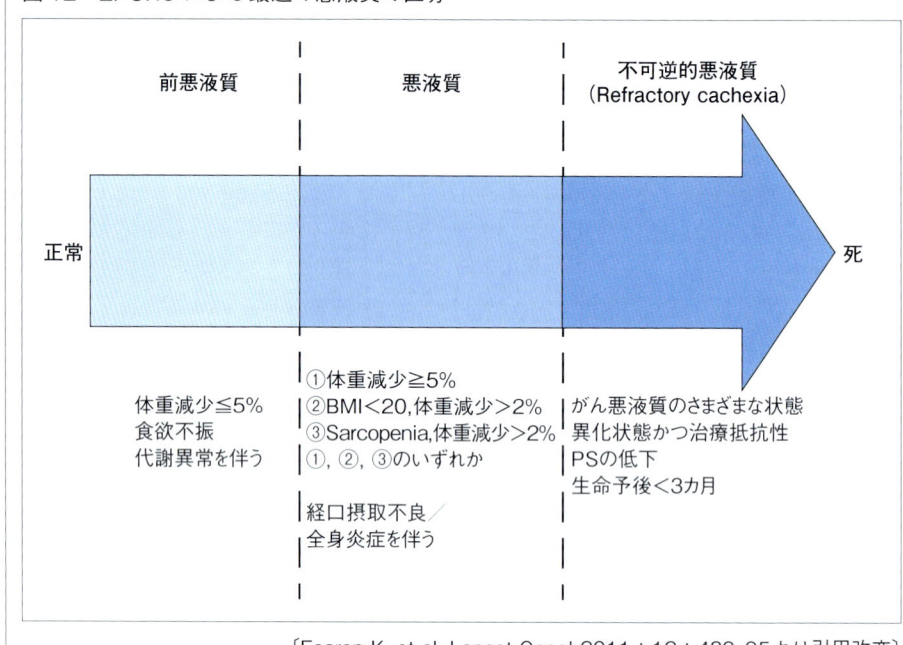

図12 EPCRCによる最近の悪液質の区分

前悪液質	悪液質	不可逆的悪液質（Refractory cachexia）
正常 → 死		

前悪液質：
体重減少≦5%
食欲不振
代謝異常を伴う

悪液質：
①体重減少≧5%
②BMI＜20,体重減少＞2%
③Sarcopenia,体重減少＞2%
①,②,③のいずれか
経口摂取不良／全身炎症を伴う

不可逆的悪液質：
がん悪液質のさまざまな状態
異化状態かつ治療抵抗性
PSの低下
生命予後＜3カ月

〔Fearon K, et al. Lancet Oncol 2011；12：489-95より引用改変〕

としている。頭頸部がんや食道がんで，経口摂取が困難な場合は，経鼻胃管や経皮内視鏡的胃瘻造設術（PEG）による胃瘻からの経管栄養が推奨されており，栄養補助食品を含めた経腸栄養が行えない場合に限り，経静脈栄養が推奨されている。

② エネルギー投与量

がん患者に対する至適なエネルギー投与量は，代謝異常が軽い段階では通常の栄養量を設定し，代謝異常が高度になる段階で，投与量を減量する。がん患者の安静時エネルギー消費量（resting energy expenditure；REE）＊は，がん種や進行度によって報告にバラツキがある。ESPENガイドラインでは，炎症反応が高値な症例でREEの亢進がみられるが，一般に活動性の低下によりがん患者の総エネルギー消費量（total energy expenditure；TEE）は低下しているとし，TEEを実体重換算で，通院患者：30〜35 kcal/kg/日，寝たきり患者：20〜25 kcal/kg/日と設定することを推奨している。また，がん終末期では，積極的な栄養投与を控えることを推奨している。悪液質が進展した不可逆的悪液質（refractory cachexia）は，栄養投与に反応しない段階と定義されており，代謝異常が高度になる終末期に向け，栄養投与量を減量することが妥当と考えられる（図13）。がん終末期では，積極的な栄養投与を行っても有効に利用されないばかりか，代謝上の負荷となり生体に対し有害となることがある。

③ 終末期における輸液管理

本邦では，終末期の経口摂取低下症例に対し輸液を行うことが多い。しかし，がん終末期には前述したように種々の代謝異常を生じており，輸液を行うことで浮腫，胸水・腹水，気道分泌の増加を招くことが少なくない。終末期に輸液を行う際

＊：安静時エネルギー消費量（REE）
間接熱量計により求められる実測の安静時エネルギー消費量のこと。

図13 エネルギー消費量とがんの進展

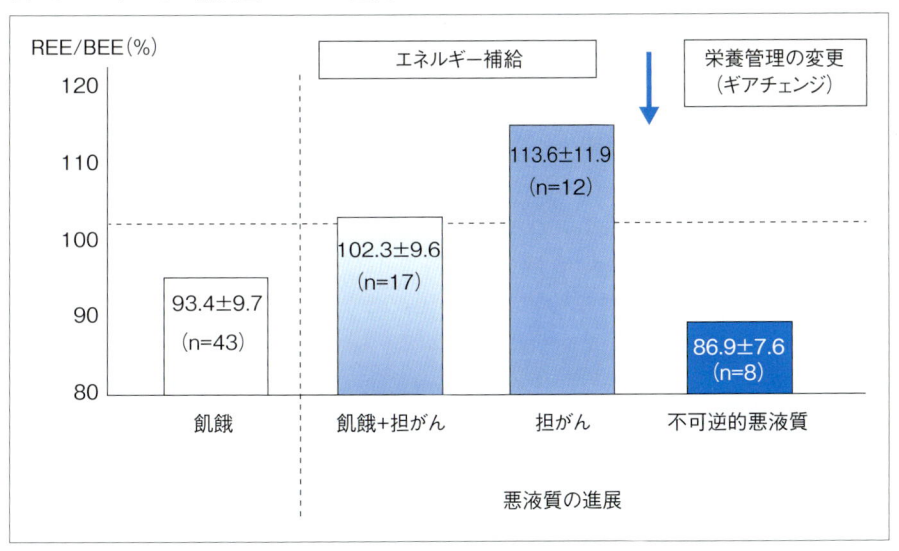

REE/BEE(%)

- 飢餓: 93.4±9.7 (n=43)
- 飢餓+担がん: 102.3±9.6 (n=17) ← エネルギー補給
- 担がん: 113.6±11.9 (n=12)
- 不可逆的悪液質: 86.9±7.6 (n=8) ← 栄養管理の変更（ギアチェンジ）

悪液質の進展

〔東口髙志, 他. 外科治療 2007；96：934-41 より引用改変〕

は，適応を可能な限り遵守し，患者や家族の意向をふまえたうえでの慎重な対応が大切である。一般に，輸液が真に患者本人や家族にとって有益と判定され，本人や家族の希望や了承があれば実施の適応となるが，必要以上の輸液による体液貯留の増加の有無や分泌物の増加による不利益を生じていないかを慎重にフォローする必要がある。

4 代謝制御・栄養管理の実際

1 非ステロイド性消炎鎮痛薬（NSAIDs）

NSAIDs は医療用麻薬の鎮痛補助薬として有用であるが，その単独投与による抗炎症作用をベースとした代謝・栄養状態の改善に対する明らかな効果は認められていない。一方，集学的治療の一つとして使用することで，悪液質の進展を予防する可能性があるとされているが，現時点では悪液質が高度に進展した状態では有害事象を引き起こすことが危惧されるため，不必要な投与は避けるべきであるとされている。

2 コルチコステロイド

強力な抗炎症薬であるコルチコステロイドは，欧米で多用されるプロゲステロン製剤とともに，悪液質患者の食欲不振に対し用いられ，体重や QOL の維持に良い結果が得られている。しかし，長期の使用では副作用が高率に発現するため，終末期の投与に使用時期が限定される。

3 抗サイトカイン療法

悪液質の機序が徐々に解明されるにつれ，薬剤や特殊な栄養素を用いて悪液質による低栄養状態を改善する試みがなされてきた。悪液質は，炎症性サイトカインが

> *：**抗サイトカイン療法**
> サイトカインとは，免疫細胞間の情報伝達を担う一連の物質で，よく知られているものに炎症性のTNF-αやインターロイキンがある。サイトカインを抑制する薬剤等を使った治療を抗サイトカイン療法といい，関節リウマチの治療などにも多く用いられる。

その代謝障害，食欲不振において重要な役割を担っており，抗サイトカイン療法*などの治療が試みられている。

④ エイコサペンタエン酸（EPA）

エイコサペンタエン酸（EPA）は，抗炎症作用をはじめ，PIFの産生低下，骨格筋の分解阻止効果があり，悪液質患者のQOLの向上等の効果が報告され，本邦においてもがん患者に対し広く用いられつつある。ASPENやクロアチアのガイドラインでは使用が推奨されているが，ESPENガイドラインでは明確な推奨はなく，EPAの単独投与での効果は意見が分かれ，現段階では集学的治療の一つとして有望であるというレベルにとどまっている。

⑤ 分岐鎖アミノ酸（BCAA），L-カルニチン，CoQ10

分岐鎖アミノ酸（BCAA）は蛋白崩壊を抑制し，同時に蛋白合成能を促進する作用と，偽神経物質の生体内代謝を制御して食欲不振を改善させるなどの効果が指摘されている。また，L-カルニチンはCoQ10との併用によって細胞レベルでの脂肪酸の代謝を促進するとともに，これも食欲不振を改善するとの報告があるが，これら各種栄養素の効果についてはさらに詳細な研究が望まれる。

⑥ 消化管運動亢進薬

メトクロプラミドのような消化管運動亢進薬は，担がん患者の食欲不振，消化管蠕動不全に効果的とされており，その使用が推奨されている。しかし，投与による副作用や合併症の報告もあり，適応を遵守して使用すべきである。

⑦ 運動療法

がん患者は種々の要因で，活動性が低下しており，運動不足による骨格筋萎縮を生じやすい。この筋肉量の減少は，倦怠感を惹起し，さらに活動性の低下をもたらすという悪循環を生じるため，全身状態に応じてウォーキングなどの軽い運動を勧め，筋肉量の減少を予防することが重要である。

⑧ 栄養指導・栄養教育

栄養に関する指導，カウンセリングや教育を患者に対し行うことも，栄養状態やQOLに良い効果を与えると考えられている。がん患者自身が，栄養管理の重要性を認識していないため，栄養摂取をおろそかにしたり，迷信や周囲の不適切なアドバイスによって偏った食事を摂ったりして，栄養状態を悪化させていることも少なくない。食事内容や摂取法，栄養補助食品の利用などについて，適切な指導を行うことが重要である。

⑨ チーム医療と集学的アプローチ

がん患者に対する栄養サポートは，前述のように食事や輸液のみならず，栄養指導や運動療法など，多くのものが含まれる。現在，複合的な代謝異常症候群である悪液質を改善することは困難であるが，チーム医療により，多方面から集学的にアプローチすることが，悪液質の進行を遅らせ，がん患者のQOLや予後の向上につ

ながると考えられている。

⑩ その他の治療

前述した各種薬剤や栄養素の他に，インスリン，サリドマイド，カンナビノイド，ハーブ療法（漢方含む）などによる悪液質改善の報告や，グレリンなどの食欲不振の阻害作用を有する薬剤などが開発されつつある。しかし，現時点ではいずれも限定的なエビデンスにとどまっており，各種ガイドラインで使用が推奨されるには至っていない。

（東口髙志）

【参考文献】
1) 東口髙志 編．わかる・できる注射・輸液・輸血・採血．東京，南江堂，2006
2) 日本静脈経腸栄養学会・NSTプロジェクト実行委員会・東口髙志 編．NSTプロジェクト・ガイドライン．東京，医歯薬出版，2001
3) 東口髙志．NST活動のための栄養療法データブック．東京，中山書店，2008
4) A. S. P. E. N. Board of Directors. Clinical Pathways and Algorithms for Delivery of Parenteral and Enteral Nutrition Support in Adults. Silver Spring, A. S. P. E. N., 1998, p5
5) 日本静脈経腸栄養学会 編．コメディカルのための静脈・経腸栄養手技マニュアル．東京，南江堂，2003
6) 東口髙志．NSTの運営と栄養療法―栄養管理のチーム連携．東京，医学芸術社，2006
7) Dudrick SJ, Wilmore DW, Vars HM, et al. Long-term total parenteral nutrition with growth, development, and positive nitrogen balance. Surgery 1968；64：134-42
8) 東口髙志，五嶋博道，根本明喜，他．中心静脈栄養（TPN）のFormula. 臨床外科 2003；58：619-27
9) 野村秀明，大柳治正．混合糖質―GFXの効果．医学のあゆみ 1997；183：595
10) Blackburn GL, Bistrian BR, Maini BS, et al. Nutritional and metabolic assessment of the hospitalized patient. JPEN 1977；1：11-22
11) Cerra FB. Pocket Manual of Surgical Nutrition, St. Louis, The C. V. Mosby Company, 1984
12) 東口髙志，五嶋博道，根本明喜，他．栄養アセスメントとは．Medical Technology 2002；30：906-11
13) Buzby GP, Mullen JL, Matthews DC, et al. Prognostic nutritional index in gastrointestinal surgery. Am J Surg 1980；139：160-7
14) 佐藤 真．胃癌患者の栄養評価に関する臨床的研究―術前栄養状態の計量化による術後合併症発生予測指数の作成．日外会誌 1982；83：66-77
15) 岩佐正人．食道癌患者の栄養評価に関する臨床的研究―特に栄養評価指数（nutritional assessment index；NAI）の有用性について．日外会誌 1983；84：1031-41
16) 小野寺時夫，五関謹秀，神前五郎．StageⅣ，Ⅴ（Ⅴは大腸癌）消化器癌の非治癒切除・姑息的手術に対するTPNの適応と限界．日外会誌 1984；85：1001-5
17) Higashiguchi T, Yokoi H, Noguchi T, et al. The preoperative nutritional assessment of surgical patients with hepatic dysfunction. Jpn J Surg 1995；25：113-8
18) Sasson M, Shvartzman P. Hypodermoclysis：an alternative infusion technique. Am Fam Physician 2001；64：1575-8
19) 東口髙志．皮下注射による補液．日本医事新報 2005；4231：95-6
20) 厚生省健康政策局 監，総合健康推進財団 編．医療者用在宅中心静脈栄養法ガイドライン．東京，文光堂，1998
21) 高木洋治．在宅中心静脈栄養法．JJPEN 輸液栄養 2002；24：409-19
22) 東海林徹．静脈栄養剤の問題点．静脈経腸栄養 2003；18（3）：7-14
23) 城谷典保，阿部 裕．経静脈・経腸栄養法とは．経静脈・経腸栄養のすべて．東京，メジカルフレンド社，2001, pp11-5
24) Bozzetti F, Arends J, Lundholm K, et al. ESPEN Guidelines on Parenteral Nutrition：non-surgical oncology. Clinical Nutrition（Edinburgh, Scotland）2009；28：445-54
25) Arends J, Bodoky G, Bozzetti F, et al. ESPEN Guidelines on Enteral Nutrition：Non-surgical

oncology. Clinical Nutrition（Edinburgh, Scotland）2006；25：245-59
26) August DA, Huhmann MB. A. S. P. E. N. clinical guidelines：nutrition support therapy during adult anticancer treatment and in hematopoietic cell transplantation. JPEN J Parenter Enteral Nutr 2009；33：472-500
27) Radbruch L, Elsner F, Trottenberg P, et al. Clinical practice guidelines on cancer cachexia in advanced cancer patients with a focus on refractory cachexia. European Palliative Care Research Collaborative, 2011〔Available from：www.epcrc.org〕
28) 厚生労働科学研究「第3次癌総合戦略研究事業 QOL 向上のための各種患者支援プログラムの開発研究」班．終末期癌患者に対する輸液治療のガイドライン，第1版，日本緩和医療学会，2007（Web）
29) Evans WJ, Morley JE, Argilés J, et al. Cachexia：a new definition. Clin Nutr（Edinburgh, Scotland）2008；27：793-9
30) Muscaritoli M, Anker SD, Argilés J, et al. Consensus definition of sarcopenia, cachexia and pre-cachexia：joint document elaborated by Special Interest Groups（SIG）"cachexia-anorexia in chronic wasting diseases" and "nutrition in geriatrics". Clin Nutr（Edinburgh, Scotland）2010；29：154-9
31) 東口髙志．がん悪液質の代謝動態からみた栄養管理．臨床栄養 2008；113：602-7
32) Fearon K, Strasser F, Anker SD, et al. Definition and classification of cancer cachexia：an international consensus. Lancet Oncol 2011；12：489-95
33) 東口髙志，伊藤彰博，飯田俊雄，他．末期癌患者の輸液療法．日医雑誌 2004；132：61-4
34) Strassmann G, Fong M, Kenny JS, et al. Evidence for the involvement of interleukin 6 in experimental cancer cachexia. J Clin Invest 1992；89：1681-4
35) 森田達也．終末期がん患者に対する輸液療法—身体症状への影響．緩和医療学 2004；6（2）：34-43
36) 田村洋一郎，壁島康郎，亀山哲章，他．緩和医療における輸液療法の意義と妥当性．緩和医療学 2004；6（2）：11-8
37) 東口髙志，森居　純，伊藤彰博，他．全身症状に対する緩和ケア．外科治療 2007；96：934-41
38) 日本静脈経腸栄養学会 監．成人および小児患者に対する静脈・経腸栄養の施行に関するガイドライン，2002

10 精神面・生活への影響

1 意思決定に関して

❶ 患者・家族・医療者間における認識と情報の共有

　輸液に関する患者・家族・医療者の態度や考え方は多様である。したがって，患者・家族・医療者間で情報を共有し，お互いの認識を確認すること，繰り返し話し合いを行う必要がある。

1）患者・家族

　終末期がん患者・家族の輸液に対する態度や考え方はそれぞれによって異なるものであり，その背景にある知識，経験，価値観，文化的・社会的背景，病状認識，輸液のもつ意味合いを理解する必要がある。

　終末期がん患者と家族は，輸液に対して，肯定的態度をもつ場合がある一方，否定的な考え方をもつ場合もある。カナダの質的研究では，経口摂取が困難になったとき，家族は，「水分補給をしなければ命が短くなってしまう」という考え方と，「人工的な水分補給は苦痛を長引かせるだけ」という否定的な考え方とをもつことが示されている。日本の緩和ケア病棟の入院患者・家族を対象とした調査でも，約80％が「輸液をしないと十分な栄養補給ができない」と信じている一方で，「輸液は苦痛を悪化させる」という回答も半数以上あった。

　患者・家族が輸液を希望するかどうかは，輸液や栄養に関する知識や誤解，これまでに受けた医療の経験，価値観，患者・家族の生活してきた文化的背景，社会的価値観に関連する。また，「患者の病状に関する否認」あるいは「医師からの医学的見地に基づく推奨」が輸液を実施することにつながり，「輸液は患者の苦痛を悪化させるという家族の認識」が輸液を実施しないことに関連していた。日本の一般市民3,061名に対する調査（緩和ケア病棟でがん患者の遺族548名を含む）では，「輸液は患者の症状を和らげる」と15～31％が回答したが，約33～50％が「輸液は亡くなるまでの間，最低限の標準的なものとして続けられるべき」と考えており，経験による差はなく，これはがん終末期の輸液を症状緩和の有用性以外の意味合いをもってとらえている可能性があり，無効だからといって一律に行わないことを受け入れるのは難しいかもしれないとしている。

2）医療者

　医療者の態度や考えは，個人によって，また医師-看護師間，臨床実践の場によって異なるものであり，終末期の輸液に関して医療チームで検討することが重要である。

　終末期の輸液に関する医療者の見解は一定ではなく，医師個人の背景や考え方が影響している。また，日本の医師584名と看護師3,328名に対する質問紙調査では，医師と看護師の間でのコンセンサスが得られていないこと，一般病棟と緩和ケア病棟の医師，看護師それぞれでの相違がみられたが，その差は医師のほうが大きかった。さらに，日本の看護師3,328名の約半数が終末期の輸液に関する話し合いが不十分とし，特に一般病棟の看護師では医療者間の話し合いが十分ではないと認識

し，終末期輸液の意思決定に関するコミュニケーションに葛藤していると回答していた。

一方で，看護師に対して輸液に関して教育を行うことで，知識・態度やコミュニケーションに変化を及ぼす可能性も示唆されており，医療者が適切な知識をもつことで態度や考えは変化する。

❷ 心理的苦痛への支援

輸液に関する意思決定のプロセスにおいて，終末期がん患者・家族は，輸液に関して肯定的考えと同時に否定的考えをもつという両価性の感情を抱く。日本の緩和ケア病棟で患者を看取った遺族に対する調査では，患者の経口摂取低下時に452名中約70％の家族がつらさを感じており，何もしてあげられないという無力感・自責感や，脱水状態で死を迎えることはとても苦しいという認識がつらさを強め，無力感や自責感を感じること，患者の苦痛が緩和されないこと，医療者が家族の心配に十分な配慮をしないことは，ケアの改善の必要性に関連していた。また，家族から輸液の減量や中止についての不満や不安感を表現され苦悩しているという日本の看護師の調査もある。

カナダの質的研究では，意思決定を支援する際には，①人工的水分補給についての患者の希望や認識を理解すること，②情報（利益・不利益など）を提供すること，③家族が不安を抱えているという認識をもつことが必要であるとしている。EPCRCガイドラインでも，がん終末期で死期が迫った悪液質の患者のマネジメントでは，患者やその近親者とのコミュニケーションと，治療計画についての情報共有と意思決定の共有，患者の身体的症状緩和を行うとともに心理社会的ニーズを考慮し，心理的苦痛が和らげられるよう支援すると述べられている。

2 実施に関して

1）経口摂取ができないことや輸液療法に関連した苦痛への適切な支援を行う

- 患者の病状理解，栄養水分摂取・輸液療法への認識，あるいは，食へのニーズなどの把握に努め，心理的苦痛の評価をする。
- 経口摂取が困難な状態について，患者がつらさを感じていることを共感的に理解する。他のケアとあわせて，症状緩和のための最善のケアが提供されていると患者・家族が思えるように努める。
英国の質的研究では「食べられないこと」によって，社会的孤立を感じ，アイデンティティーの揺らぎを経験することが示唆されている。食べられない状態は，単に身体機能への影響のみならず，社会的な関係性への影響を及ぼすなど重大な意味をもつことを理解する必要がある。
- 強い心理的苦痛に対して，患者の背景や性格特性に応じた対応が有効な場合がある。
- 輸液の方法を検討し，刺入時の痛みなど処置に関する不快を最小にするよう努める。刺入部の痛み・炎症の程度を評価し，滴下速度，投与経路を適切に保つ。
- 口渇に対して適切なケアを行う。
遺族は実際の経験から，輸液よりも口腔ケアが口渇に効果があると認識していた。

2）輸液療法による生活への影響を軽減する

- 輸液療法により拘束される時間を短縮する，あるいは，輸液の残量を気にかけるという精神的負担を軽減するなど，生活上の制限を最小限とする工夫をする。
- 入院施設以外でも輸液を実施できることを説明する。

3）輸液の効果を適切に評価する

- 身体症状（口渇，倦怠感，せん妄，体液貯留症状，嘔気・嘔吐，気道分泌など）の程度，刺入部の状態，輸液に伴うQOLの変化を定期的に評価する。その際には，患者の主観的評価を重視する。
- 評価の結果から，最適と思われる投与量・投与経路や方法を検討する。輸液療法の満足度に関しては，「医師と1日15分以上診察機会がある」，「体液貯留症状がない」患者で高かったという報告がある。

4）家族の心理的苦痛に配慮し，心理的支援を行う

- 家族の病状理解，栄養水分摂取・輸液療法への認識などの把握に努め，心理的苦痛の評価をする。
- 患者の経口摂取が困難な状態について，家族がつらさを感じていることを共感的に理解する。他のケアとあわせて，症状緩和のための最善のケアが提供されていると思えるように努める。
終末期患者の栄養に関して，家族の反応には「最善を尽くす」という共通性があった。60％以上の遺族は医療者に対しできる限り患者が経口摂取できるよう努力してほしいと考えていた。
- 家族ができるケアをともに考え，実施方法を工夫し，何もしてあげられないという無力感・自責感を和らげる。
- 家族に対して，終末期の輸液や栄養に関する正しい知識を日々提供する。
- 点滴をするかどうかだけではなく，家族の気持ちや不安に十分に耳を傾ける。家族が納得できるまで繰り返し話し合う。
- 家族がとらえている輸液の意味合いを理解する。

5）治療効果，輸液療法に関する患者・家族の意思を考慮して，医療チームで継続的に検討する

（長谷川久巳）

【参考文献】

1) Brown D, Roberts JA, Elkins TE, et al. Hard choices: the gynecologic cancer patient's end-of-life preferences. Gynecol Oncol 1994；55：355-62
2) Musgrave CF, Bartal N, Opstad J. Intravenous hydration for terminal patients: what are the attitudes of Israeli terminal patients, their families, and their health professionals? J Pain Symptom Manage 1996；12：47-51
3) Chiu TY, Hu WY, Chuang RB, et al. Terminal cancer patients' wishes and influencing factors toward the provision of artificial nutrition and hydration in Taiwan. J Pain Symptom Manage 2004；27：206-14
4) Parkash R, Burge F. The family's perspective on issues of hydration in terminal care. J Palliat Care 1997；13：23-7
5) Morita T, Tsunoda J, Inoue S, et al. Perceptions and decision-making on rehydration of termi-

nally ill cancer patients and family members. Am J Hosp Palliat Care 1999;16:509-16
6) Morita T, Miyashita M, Shibagaki M, et al. Knowledge and beliefs about end-of-life care and the effects of specialized palliative care: a population-based survey in Japan. J Pain Symptom Manage 2006;31:306-16
7) Micetich KC, Steinecker PH, Thomasma DC. Are intravenous fluids morally required for a dying patient? Arch Intern Med 1983;143:975-8
8) Marin PP, Bayer AJ, Tomlinson A, et al. Attitudes of hospital doctors in Wales to use of intravenous fluids and antibiotics in the terminally ill. Postgrad Med J 1989;65:650-2
9) Collaud T, Rapin CH. Dehydration in dying patients: study with physicians in French-speaking Switzerland. J Pain Symptom Manage 1991;6:230-40
10) Asai A, Fukuhara S, Lo B. Attitudes of Japanese and Japanese-American physicians towards life-sustaining treatment. Lancet 1995;346:356-9
11) Hinkka H, Kosunen E, Metsänoja R, et al. Factors affecting physicians' decisions to forgo life-sustaining treatments in terminal care. J Med Ethics 2002;28:109-14
12) Morita T, Shima Y, Adachi I; Japan Palliatire Oncology Study Group. Attitudes of Japanese physicians toward terminal dehydration: a nationwide survey. J Clin Oncol 2002;20:4699-704
13) Miyashita M, Morita T, Shima Y, et al. Physician and nurse attitudes toward artificial hydration for terminally ill cancer patients in Japan: results of 2 nationwide surveys. Am J Hosp Palliat Care 2007;24:383-9
14) Miyashita M, Morita T, Shima Y, et al. Nurse views of the adequacy of decision making and nurse distress regarding artificial hydration for terminally ill cancer patients: a nationwide survey. Am J Hosp Palliat Care 2007;24:463-9
15) Yamagishi A, Tanaka F, Morita T. Artificial hydration therapy for terminally ill cancer patients: a nurse-education intervention. J Pain Symptom Manage 2009;38:358-64
16) Ke LS, Chiu TY, Hu WY, et al. Effects of educational intervention on nurses' knowledge, attitudes, and behavioral intentions toward supplying artificial nutrition and hydration to terminal cancer patients. Support Care Cancer 2008;16:1265-72
17) Yamagishi A, Morita T, Miyashita M, et al. The care strategy for families of terminally ill cancer patients who become unable to take nourishment orally: Recommendations from a nationwide survey of bereaved family members' Experiences. J Pain Symptom Manage 2010;40:671-83
18) Gwilliam B, Bailey C. The nature of terminal malignant bowel obstruction and its impact on patients with advanced cancer. Int J Palliat Nurs 2001;7:474-81
19) Meares CJ. Primary caregiver perceptions of intake cessation in patients who are terminally ill. Oncol Nurs Forum 1997;24:1751-7
20) Peteet JR, Medeiros C, Slavin L, et al. Psychological aspects of artificial feeding in cancer patients. JPEN J Parenter Enteral Nutr 1981;5:138-40
21) Burge FI. Dehydration symptoms of palliative care cancer patients. J Pain Symptom Manage 1993;8:454-64
22) King LA, Carson LF, Konstantinides N, et al. Outcome assessment of home parenteral nutrition in patients with gynecologic malignancies: what have we learned in a decade of experience? Gynecol Oncol 1993;51:377-82
23) McCann RM, Hall WJ, Groth-Juncker A. Comfort care for terminally ill patients. The appropriate use of nutrition and hydration. JAMA 1994;272:1263-6
24) Ellershaw JE, Sutcliffe JM, Saunders CM. Dehydration and the dying patient. J Pain Symptom Manage 1995;10:192-7
25) Lawlor PG, Gagnon B, Mancini IL, et al. Occurrence, causes, and outcome of delirium in patients with advanced cancer: a prospective study. Arch Intern Med 2000;160:786-94
26) Morita T, Tei Y, Tsunoda J, et al. Determinants of the sensation of thirst in terminally ill cancer patients. Support Care Cancer 2001;9:177-86
27) Morita T, Tei Y, Tsunoda J, et al. Underlying pathologies and their associations with clinical features in terminal delirium of cancer patients. J Pain Symptom Manage 2001;22:997-1006
28) Morita T, Tei Y, Inoue S, et al. Fluid status of terminally ill cancer patients with intestinal obstruction: an exploratory observational study. Support Care Cancer 2002;10:474-9
29) Morita T, Hyodo I, Yoshimi T, et al. Association between hydration volume and symptoms in terminally ill cancer patients with abdominal malignancies. Ann Oncol 2005;16:640-7

30) Bruera E, Sala R, Rico MA, et al. Effects of parenteral hydration in terminally ill cancer patients: a preliminary study. J Clin Oncol 2005;23:2366-71
31) Morita T, Shima Y, Miyashita M, et al. Physician- and nurse-reported effects of intravenous hydration therapy on symptoms of terminally ill patients with cancer. J Palliat Med 2004;7:683-93
32) Morita T, Adachi I;Japan Palliative Oncology Study Group. Satisfaction with rehydration therapy for terminally ill cancer patients: concept construction, scale development, and identification of contributing factors. Support Care Cancer 2002;10:44-50
33) McClement SE, Degner LF, Harlos MS. Family beliefs regarding the nutritional care of a terminally ill relative: a qualitative study. J Palliat Med 2003;6:737-48
34) Radbruch L, Elsner F, Trottenberg P, et al. Clinical practice guidelines on cancer cachexia in advanced cancer patients with a focus on refractory cachexia. European Palliative Care Research Collaborative, 2011〔Available from:www.epcrc.org〕

11 倫理的問題

1 基本的な考え方

　終末期がん患者に対する輸液療法の適切さを考えるにあたっては，原則として，次の事項に配慮する必要がある．
- 患者の最善の利益の実現，患者のQOLの向上
- 患者の自己決定，患者の事前指示（リビング・ウィルを含む），患者の希望の尊重
- 十分な対話の重要性
- 医療行為の侵襲性に対する認識
- 延命治療の差し控えと中止は倫理的には違いがないことの認識

　基本的な考え方としては，以下のようなものがある．（重症疾患の診療倫理指針ワーキンググループ．重症疾患の診療倫理指針，医療文化社，2006）

> ・医療は患者の最善の利益のために行われるべきである．患者の利益が第一の目的であり，その他の目的の優先順位は低い
> ・医療的介入の善し悪しの結果は，生存期間など統計的数値の改善からだけで判定すべきではない．患者が人格をもった個人として，医療に満足したのか，十分に利益を享受できたか，患者の主観的なQOLが向上したかという観点から振り返って評価する必要がある
> ・医療は複雑な人間関係のなかで行われるが，主たる対象は患者個人である．患者は独立した個人として処遇されるべきである
> ・点滴1本，飲み薬1錠でも患者の心身に影響を与える．病棟でのルーチン検査やケアでさえ患者の人生を左右する．医療の侵襲性は大きい

2 一般的な倫理原則および行動規範

　生命・医療倫理の確立を経て，いくつかの重要な倫理原則が社会的に受け入れられるようになってきた．現在，最も広く受け入れられているものは，次の4つの事項である．
- 自律（自己決定権の尊重）原則
- 与益（最大利益）原則
- 無加害原則
- 正義（公平）の原則

また，自律原則に含まれることもあるが，
- 患者のプライバシー尊重（診療行為の方針決定という文脈では，許可なく体に触れられない権利や「そっとして（ほって）おいてもらう」権利の意味で使われる）の原則も重要である．また，可能な限りの延命を目指す，
- 生命の神聖性原則

も並存する．

これらの一般的な倫理原則や概念から，医療と医療現場の人間関係における主要な行動規範や患者の権利が導き出される。それらには，次の事項が含まれる。
- 医療者は何が最善かについて患者と一緒に考える必要がある
- 医療者は患者の尊厳を守るべきである
- 患者には自分にとって何が利益なのかを定義する権利がある
- 患者が受ける医療のゴールは患者自身で決定できるべきである（「重症疾患の診療倫理指針」）
- 医療者は患者個人の信念，人生計画，宗教観などを尊重する義務がある
- 医療者は自分の信念を他者に対して強要してはならない（「重症疾患の診療倫理指針」）
- 患者は治療を拒否する権利を有する
- 医療者は患者に治療方針の最終的な決定権を与えるべきである

そして，行動規範や患者の権利保障の出発点になるのが，次の事項である。
- 十分な説明に基づいた患者の希望

したがって，医療における患者の自律性と患者の権利——特に自らの価値観や尊厳に基づいて治療を選択する権利，を尊重するためには，インフォームド・コンセントとインフォームド・リフューザル（refusal，拒否）に関する患者の権利を保障することが必須である。さらに医師には，医学的に効果および利益のない治療を継続する義務はないことも国内外で認識されている。また，前述の四原則のうちで，患者に害を与えないという原則は重要であり，患者に害しか与えない行為や利益に比較して害が著しく大きい行為は倫理的に許容されない。

3 意思決定のプロセス

これらの倫理原則や行動規範を医療現場での実際の意思決定に活かすためには，一貫性のある包括的意思決定プロセスが必要である。終末期がん患者に対する輸液療法に関する必要かつ十分な意思決定を実行するためには，多くの事項を漏れなく検討する必要がある。一般的な倫理的意思決定の流れの一例を示す。

「重症疾患の診療倫理指針」より

> 1) 医学的事実を明確にして整理する
> 2) 当該事例についての関係者の意思，特に患者および家族の希望を明確にする
> 3) 関連する倫理的問題を明確にする
> 4) 患者に対する診療行為の目的，誰が最終的な治療決定権をもつのか明確にする
> 5) 決定を実行し，その結果を再評価する

患者の医学的状況，医学的介入の予測される臨床的アウトカム，どの時点で輸液が無益な治療と考えられるかの判断，意思決定に係る関係者の希望，患者および代理意思決定者の意思決定能力，関係者間のコミュニケーションと関連情報の理解度の確認，倫理的問題の明確化，倫理的葛藤を生じている点の明確化，関連する倫理

的原則の特定，当該事例に関する現在に至るまでの議論の整理を行う必要がある。

また，当該事例に関わる現実的要因（経済的問題，社会的問題，法的問題，施設の方針，公的またはそれに準ずる関連倫理指針など）を明らかにし，最終的な意思決定の根拠（患者の希望，事前指示，家族の代理判断，医師の意見）と最終決定権をもつ者は誰かを決定し，最終的な診療行為の目的，つまり何のために輸液を行うのかを特定することが重要である。

さらに，度重なる話し合いが必要であり，その過程で患者がなぜ治療を希望または拒否するのかを明らかにしていくことが大切である。具体的で信頼性の高い事前指示を作成するための早期の話し合いが求められる。一貫性のある意思決定プロセスを実現するためには，病院倫理委員会や公式な倫理カンファレンスが重要な場合がある。最終的には，医療者が，常に自分の決定を明確な理由根拠に基づいて説明できるようにしなくてはならない。

医学的介入の予測される臨床的アウトカムの査定には，患者自身による現在のQOLの評価と，「どのような行為が自分にとって最善の利益になるか」に関する検討が必須となる。また，治療方針を検討するのは，誰の利益のために治療を行うかを常に考えることが必要である。

患者の最善の利益を一義的に定義することは困難だが，一般的に次の項目を考慮すべきである。(British Medical Association Ethics Department. Medical Ethics Today: The BMA's Handbook of Ethics and Law, 2nd ed, BMJ Books, London, 2004, pp108-9, pp351-364)

・患者に意思決定能力があり，判断に必要な情報を得ることができる場合，患者自身が，何が自分にとって最善の利益なのか，そして，提案されている治療の利益が不利益に勝るか否かについての最も適切な判断者である
・患者が意思決定能力を欠いている場合には，多くの事項を勘案して何が患者の最善の利益になるのかを考えなくてはならない。勘案事項は以下が含まれる
　　＊患者の事前に表明された希望を含む，患者の希望と価値観
　　＊患者の希望に影響を与える，宗教的・文化的哲学
　　＊患者が何を最善の利益とみなすかに関する，患者に近い人々（親族，配偶者，治療にあたっている人，代理意思決定者）の見解
　　＊提案されている治療と他の選択肢を考慮したうえでの医学的判断
　　＊治療が行われた場合の改善の可能性とその程度の大きさ
　　＊将来，患者により大きな選択の余地を残すことができる治療の選択肢の有無
　　＊治療の侵襲性
　　＊改善不可能な重度の苦痛の経験

診療上の決定に関して意見の一致がみられず，患者に意思決定能力があるときは，上記の項目を参考にして患者自身が何が最善の利益かを決定する。患者に意思決定能力がない場合，患者の家族を含む代理判断者と医療チームは，以前の患者の希望や人生観などを十分に参考にしつつ，患者にとって最善と考えられる診療方針を決定する。

4 倫理的意思決定の問題点

今まで述べてきたように，基本的な倫理的原則を出発点に，一定の手続きで意思決定を行うことが大切である．しかし，倫理的問題に対する意思決定過程にはさまざまな問題が生じうる．

例えば，複数の倫理的原則（自律，与益，無加害，正義，生命の神聖性など）のなかで，何を優先的原則にするのかについて意見の不一致が生じる．患者が所属する文化によっても価値観は異なり倫理的葛藤の原因となる．患者や家族が属する世代や受けてきた教育によっても，価値観は違ったものになる．誰が最終決定権をもつかについても異なる意見が出る場合もある．また，患者と医療者の間でも，治療の意義や価値に関して違った意見が出てくることも想定される．

また，患者や患者からの積極的治療の要求が，医療者にとっては無益なものに思える場合もある．逆に医療チームには受け入れがたい患者の治療拒否の希望もある．このような場合の根本的な価値観の一致は困難であり，話し合いを重ね共通点を見出し，誰もが受け入れられる一定の選択肢を模索することが必要となる．

現実的問題として，患者の意思表示がはっきりしない際の倫理的判断は非常に難しい．インフォームド・コンセントの過程や事前の意思表示で明示された患者の希望がない場合，たとえ患者と近しい家族でも患者のために代理判断を行うのは困難を伴う．したがって，可能な限り患者の希望を明らかにする必要性がある．

5 特に輸液に関する問題

輸液は，人工呼吸や人工透析，外科的介入など，患者に対する侵襲性や負担が大きいと考えられている治療と区別して考えられる場合がある．その理由として，輸液は医学的介入や治療行為ではなく患者にとって基本となるケアであり，患者の医学的状況や患者の希望にかかわりなく，常に行われるべきだとの意見も挙げられる．この点についても文化や世代，あるいは価値観による相違が生じる．

患者・家族にとって水分・栄養補給は，しばしば患者に対する誠実さの表現，文化的規範，ケアのシンボル，最後まで希望を捨てないことの証であり，極めて象徴的な意味が大きい．また，他の延命治療の中止を検討するときよりも，患者・家族のみならず医療者にも強い感情的反応を引き起こしうる．そのために他の治療と比較して，より一層いったん始めると中止することは非常に困難な場合があり，患者の全身状態が悪化したあとも継続することとなりがちである．

しかし，終末期がん患者に対する輸液は医学的な治療の一つであり，侵襲性を認識する必要がある．人工的に管を使って水分・栄養を与えることと患者が食べたいものを食べたいときに食べる経口摂取とは，患者にとっての意味は異なる．患者を取り巻く人間関係（家族，医療者）を重視し，家族の希望に配慮することは極めて大切なことであるが，患者の希望と患者の最善の利益の実現を第一の目的とした意思決定を常に行うべきである．

また，医療チームは，患者自身の判断に基づいてQOLの向上に貢献しない治療は行うべきではない．つまり，患者のQOLを改善させない治療は行うべきでなく，

また，患者に害を与える介入も行うべきでない。患者の利益にならない輸液は中止しうると考えるのが倫理的に妥当であり，輸液の差し控えと中止には倫理的に違いはないと考えるべきである。一方，状況を十分に考えることなく，患者の希望や利益を考慮することなく，関係者との十分な対話を経ることなく，終末期がん患者に対する輸液療法の是非を一方的に決めつけてはならない。患者のQOLは主観的なものである。輸液をすることで患者の精神的安寧が，より大きな不利益を与えることなく得られる場合は輸液を行うべきである。判断が困難な場合には，暫定的に輸液を開始または中止し，治療が患者の利益になるかどうかを定期的に評価する方法（time-limited trial）は推奨できる方針である。

　また，患者の希望や利益に基づいて決定された輸液に関する方針を担当する医療者が倫理的にどうしても受け入れられない場合は，その患者のケアから外れることも検討されるべきである。医療者の自律性や良心は，患者に害を与えない限りにおいて尊重されなくてはならない。

（浅井　篤）

資料　終末期の輸液療法に関連する倫理指針

●「説明と同意」についての報告（日本医師会「第Ⅱ次生命倫理懇談会」，1990年1月9日）
・「リビング・ウィルを尊重した場合は，延命処置をしなくても違法性はないものと考えてよいであろう」

●「末期医療に臨む医師の在り方」についての報告（日本医師会「第Ⅲ次生命倫理懇談会」，1992年3月9日）
・「本人が署名した文書がない場合でも，本人が口頭で自分の意思を明確に表明したならば，やはりそれを尊重してよいであろう」
・「患者本人の意思を尊重するという自己決定の考え方からすると，法律の定めがなくても，本人の意思を尊重して，たとえば生命維持装置を止めても，医師は法的責任を問われないものと考えられる」
・「末期医療に入った者がその文書に基づいて指示を行い，その治療に責任をもつ医師がその指示を正当なものと認めたときは，医師はそれに従って行為することが望ましい」
・「ひとの治療において尋常な手段が何であるかについてはなお今後，討論を必要とするであろうが，栄養の補給，感染防止，褥瘡の予防・治療などは，生命を維持する必要にして最小限の基本的療法と考えられる」

●医師の職業倫理指針（日本医師会，2008年6月）
・「患者が正常な判断ができないような状態では，患者の事前の文書による意思表示（アドバンス・ディレクティブ，リビング・ウィル）を確認することも大切である」

●「医療の実践と生命倫理」についての報告（日本医師会「第Ⅷ次生命倫理懇談会」，2004年2月18日）
・「アドバンス・ディレクティブは，患者の，その時点よりはやや以前の意思を知るための重要な手がかりの一つと考えるべきで，これにより末期医療についての治療方針が万事決定されているとみなすことには，慎重さを要する」
・「末期医療にあたっても，医師がもっとも尊重しなければならない要点は，"患者の利益"である。"患者の利益"は，（…中略…）とにかく第一には苦しみを感じないことであろう。その他については，患者の意思を十分に尊重し，患者自身がこれこそ自分の利益・幸福だと感じる方向を探り，実現していくことが医師の努めである」
・「今日においては，本人が信じる"人間としての尊厳"を保ったまま死を迎えたいとする患者の自己決定は，基本的には認められるべきである」
・「医師たるものは，単に患者が安楽に死ぬことを援助するのではなく，その患者が人生の終末を立派に生きようとしている努力を最期まで支援することも必要である。（…中略…）節度ある，適切な医療を受けて生を全うした後に迎える死こそ，尊厳ある死であろう」

●死と医療特別委員会報告—尊厳死について（日本学術会議「死と医療特別委員会」，1994年5月26日）
・「尊厳死問題を延命医療の中止の是非という観点から捉え，医療の原点は患者の利益の保護にあるという前提にたち，医学的に見て「助かる見込みがない」，あるいは医学的な回復不可能性

ということを要件として，患者の自己決定ないし治療拒否の意思を尊重して延命医療を中止し，患者の選択した生き方を医療従事者や近親者が理解して，残された人生を全うさせることが大切である」
- 「延命医療の中止は一定の要件のもとに許容しうると考え，それが適切にかつ慎重に行われることを強く要望する」
- 「生命の基本となる栄養補給は自然の死を迎えさせる基本的な条件であるが，鼻孔カテーテル及び静脈注射等による栄養補給は，その方法が人為的である点にかんがみれば，病状等を充分に考慮して，中止してもよい場合があると思われる」
- 「診療契約の内容として，医師は患者の利益に最も適した方法で診療すべき義務があるから，延命医療を施す必要がない場合においても，苦痛の緩和に努め，除痰，排尿排便への配慮，身体衛生の保持といった基本看護を行う義務があることはもちろんである」

●終末期医療の基本方針（富山医科薬科大学倫理委員会承認，1997年5月6日）
- 「患者と医療従事者の相互理解に基づいて，患者の自己決定権を尊重した医療を行う。患者が不治かつ末期の状態にあって過剰な延命処置を望まない場合，その意思に基づき，それを尊重して処置を行う」

【参考文献】

1) Jansson L, Norberg A. Ethical reasoning concerning the feeding of terminally ill cancer patients. Interviews with registered nurses experienced in the care of cancer patients. Cancer Nurs 1989；12：352-8
2) Mercadante S. Nutrition in cancer patients. Support Care Cancer 1996；4：10-20
3) Day L, Drought T, Davis AJ. Principle-based ethics and nurses' attitudes towards artificial feeding. J Adv Nurs 1995；21：295-8
4) Fainsinger RL, Chan K, Bruera E. Total parenteral nutrition for a terminally ill patient? J Palliat Care 1992；8：30-2
5) Goldstein MK, Fuller JD. Intensity of treatment in malnutrition. The ethical considerations. Prim Care 1994；21：191-206
6) Schwarte A. Ethical decisions regarding nutrition and the terminally ill. Gastroenterol Nurs 2001；24：29-33
7) Miles SH. The terminally ill elderly：dealing with the ethics of feeding. Geriatrics 1985；40：112, 115, 118-20
8) Breier-Mackie S, Newell CJ. Home parenteral nutrition：an ethical decision making dilemma. Aust J Adv Nurs 2002；19：27-32
9) Bodinsky GN. Ethical dilemmas：a case study. Gastroenterol Nurs 1991；13：206-8
10) Scanlon C, Fleming C. Ethical issues in caring for the patient with advanced cancer. Nurs Clin North Am 1989；24：977-86
11) Davidson B, Vander Laan R, Davis A, et al. Ethical reasoning associated with the feeding of terminally ill elderly cancer patients. An international perspective. Cancer Nurs 1990；13：286-92
12) Chapman G. An oncology patient's choice to forgo nonvolitional nutrition support：ethical considerations. Nutr Clin Pract 1996；11：265-8
13) Meares CJ. Nutritional issues in palliative care. Semin Oncol Nurs 2000；16：135-45
14) Planas M, Camilo ME. Artificial nutrition：dilemmas in decision-making. Clin Nutr 2002；21：355-61
15) Kinzbrunner BM. Ethical dilemmas in hospice and palliative care. Support Care Cancer 1995；3：28-36
16) 浅井　篤，福原俊一編．重症疾患の診療倫理指針ワーキンググループ．重症疾患の診療倫理指針．東京，医療文化社，2006

Ⅲ章
推　奨

- ● 概念的枠組みと全般的な推奨
- 1 身体的苦痛・生命予後
- 2 精神面・生活への影響
- 3 倫理的問題

●概念的枠組みと全般的な推奨●
OVERVIEW

　本項では，まず「概念的枠組み」において，ガイドラインの前提として「①患者・家族の価値観が尊重されること，②個々の患者の状況に応じたものであること，③利益・不利益の包括的評価に基づくこと，④評価と修正が繰り返して継続されること」を強く推奨することを述べる。

　次に，臨床疑問（clinical questions）で，定式化した臨床疑問に対して行いうる複数の医療行為とその推奨レベルを示す。すなわち，各推奨は個々の臨床疑問に関する推奨であるため，1名の患者において複数の問題が存在する場合には矛盾する推奨が得られる可能性があることに注意を要する。

　輸液には維持輸液と補充輸液があり，維持輸液のなかに中心静脈栄養，末梢静脈栄養とがあり，輸液内容としての区分では一般に高カロリー輸液（10％を超える糖質濃度の維持輸液）と中カロリー輸液（10％以下の糖質濃度の維持輸液）がある。本ガイドラインでは，この区分を明確にして誤解のないように努めた。

　また，輸液には生理食塩水以外にはエネルギー基質が含まれている。さらに，最近の維持輸液にはアミノ酸を含有するものが多く使われている。これらを無視することは誤解を招き，ガイドラインとして使いづらさを示すことになる。したがって，すべての輸液に投与量に応じたカロリーや窒素量（アミノ酸量）を併記するものとする。

［利用上の注意］
- 輸液量など具体的数値は，標準的な体格の患者（身長160～170 cm，体重50～60 kg，年齢60歳代）を仮定して設定されている。患者の体格や年齢によって輸液量などを変更する必要がある。
- 特別な記載がない場合，患者は嘔吐，下痢，発汗，多尿，消化液の体外へのドレナージなどの体液喪失はないことを仮定している。これらがあれば輸液量の変更などを考慮する必要がある。

1　概念的枠組み

　本ガイドラインにおける意思決定の概念的枠組みとして，「①患者・家族の価値観が尊重されること，②個々の患者の状況に応じたものであること，③利益・不利益の包括的評価に基づくこと，④評価と修正が繰り返して継続されること」を強く推奨する（図1）。この概念的枠組みは，本委員会の合意によって作成され，National Council of Hospice and Specialist Palliative Care Service, European Association for Palliative Care, French National Federation of Comprehensive Cancer Centers, American Society for Parenteral and Enteral Nutrition, The European Society for Clinical Nutrition and Metabolismによるガイドラインとも共通している（P173, ガイドラインプールリスト E1～E8参照）。

　医療チームは，まず，患者の価値観に照らして，水分・栄養補給を含む全般的な治療の目標を明確にする必要がある。

図1　終末期がん患者に対する輸液療法の概念的枠組み

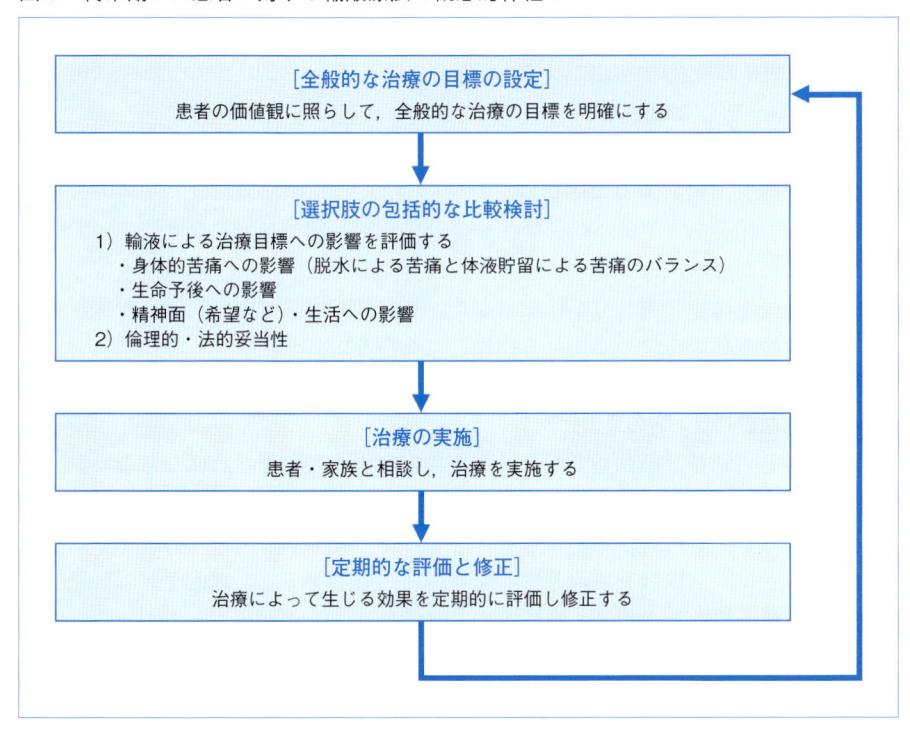

```
[全般的な治療の目標の設定]
患者の価値観に照らして，全般的な治療の目標を明確にする
    ↓
[選択肢の包括的な比較検討]
1) 輸液による治療目標への影響を評価する
   ・身体的苦痛への影響（脱水による苦痛と体液貯留による苦痛のバランス）
   ・生命予後への影響
   ・精神面（希望など）・生活への影響
2) 倫理的・法的妥当性
    ↓
[治療の実施]
患者・家族と相談し，治療を実施する
    ↓
[定期的な評価と修正]
治療によって生じる効果を定期的に評価し修正する
```

　次に，人工的水分・栄養補給に関する治療の選択肢について，それぞれの選択肢が治療目標に与える影響を包括的に評価する。評価されるべき項目は，患者個々によって異なるが，一般的には，身体的苦痛，生命予後，精神面・生活への影響が対象となる。同時に，とりうる選択肢の倫理的・法的妥当性を検討する。最終的に，患者の価値観に基づく治療目的に基づいて，個々の選択肢のもたらす利益・不利益のバランスを考慮しいずれかの選択肢を選択する。

　最も重要なことは，いったん治療を開始したあとも，定期的に，期待された効果が得られているかを評価し，必要に応じて治療を修正することである。評価間隔は状況に応じて，数日から数週間隔に行う。評価手段は，設定した治療目的に基づいて，患者の主観的な症状・quality of life（QOL）・満足度，身体所見（脱水・体液貯留，栄養状態），血液検査所見（栄養状態，脱水・電解質・代謝機能など），画像診断所見などを用いる。

2　全般的な推奨

　本委員会は，終末期がん患者に対する輸液療法における全般的な推奨として以下を推奨する。

[患者・家族の価値観，意向，個別性の尊重]
- 輸液は，患者・家族の価値観に基づいた全般的な治療の目標と一致しなければならない。単に検査所見や栄養状態の改善は治療効果を決める主たる指標にはなら

ない。
- 輸液を行う際には，患者・家族の意向が十分に反映されるべきである。
- 輸液は，個々の患者の状況に応じたものでなくてはならない。すなわち，「輸液をする」「輸液をしない」といった一律的な治療は支持しない。

[評　価]
- 輸液の選択肢を検討するときには，総合的な QOL 指標や満足度，身体的苦痛，生命予後，精神面・生活への影響，および倫理的・法的妥当性などについて包括的に評価しなければならない。
- 終末期の脱水は，必ずしも不快ではなく，単に検査所見や尿量・中心静脈圧などの改善は治療効果を決める主たる指標にはならない。
- 輸液によって生じる効果は定期的に反復して評価し，修正されるべきである。

[利益と不利益のバランスの最大化]
- 輸液は，その利益と不利益のバランスを考慮して行われなければならない。

[人工的な水分・栄養補給以外のケア・治療の重要性]
- 経口摂取の低下した終末期がん患者に対しては，輸液などの人工的な水分・栄養補給のほかに，食欲低下を改善する薬物療法，看護ケア，心理的ケア，意思決定支援，生活支援などの患者・家族へのケアを行うことが必須である。

[医学的推奨の要約]
- Performance status の低下した，または，消化管閉塞以外の原因のために経口摂取ができない終末期がん患者において，輸液療法単独で QOL を改善させることは少ない。
- Performance status がよく，消化管閉塞のために経口摂取ができない終末期がん患者において，適切な輸液は QOL を改善させる場合がある。
- 終末期がん患者において，輸液は胸水，腹水，浮腫，気道分泌による苦痛を悪化させる可能性がある。
- 終末期がん患者において，輸液は口渇を改善しないことが多い。口渇に対しては看護ケアが最も重要である。
- 終末期がん患者において，輸液は薬剤によるせん妄や急性の脱水症状を改善することによって QOL の改善に寄与する場合がある。

（細矢美紀）

1 身体的苦痛・生命予後

1 身体的苦痛

臨床疑問 1

輸液は総合的 QOL 指標を改善するか？

関連する臨床疑問

(1) 生命予後[*1]が 1 カ月程度と考えられる，がん性腹膜炎による消化管狭窄・閉塞のために経口的に水分摂取はできないが，performance status[*2] が 1～2 の終末期がん患者において，1,500 mL/日の輸液は，1,000 mL/日の輸液と比べて，QOL を改善するか？

(2) 生命予後が 1～2 週間と考えられる，がん性腹膜炎による消化管狭窄・閉塞のために経口的に水分摂取ができず，performance status が 3～4 の終末期がん患者において，500～1,000 mL/日の輸液は，1,000 mL/日を超える輸液と比べて，QOL を改善するか？

(3) 生命予後が 1～2 週間と考えられる，消化管閉塞以外の原因（悪液質や全身衰弱など）のために経口的に十分な水分摂取ができず，performance status が 3～4 の終末期がん患者において，500～1,000 mL/日の輸液は，1,000 mL/日を超える輸液と比べて，QOL を改善するか？

*1：**生命予後**
生命予後の評価方法については，Ⅰ章-2「ガイドラインの使用上の注意」を参照。P4

*2：**Performance status**
Performance status については，Ⅰ章-4「用語の定義」を参照。P13

推奨 1-1

生命予後が 1 カ月程度と考えられる，がん性腹膜炎による消化管狭窄・閉塞のために経口的に水分摂取はできないが，performance status が 1～2 の終末期がん患者に対して，総合的 QOL 指標の改善を目的として，

①500～1,000 mL/日（100～400 kcal/日；窒素 0～4.8g/日・アミノ酸 0～30g/日）の維持輸液（中カロリー輸液）[*3]を行うことを推奨する。
1C（強い推奨，とても低いエビデンスレベル）

②1,000～1,500 mL/日（500～1,200 kcal/日；窒素 2.4～7.2 g/日・アミノ酸 15～45 g/日）の維持輸液（高カロリー輸液）[*4]を行うことを考慮する。
2C（弱い推奨，とても低いエビデンスレベル）

*3：**中カロリー輸液**
本書では，10％以下の糖質濃度の維持輸液を中カロリー輸液と定義した。

*4：**高カロリー輸液**
本書では，10％を超える糖質濃度の維持輸液を高カロリー輸液と定義した。Ⅱ章-1「輸液とは」も参照。P16

解 説

本臨床疑問に関する臨床研究としては，系統的レビューが 1 件あり，全身状態の悪い患者を対象とした無作為化比較試験，比較的全身状態のよい患者を対象とした QOL 調査票を用いた前後比較試験などがあるが，輸液量と QOL との相関に言及した研究はない。

＊：**Karnofsky performance status**
Karnofsky performance statusについては，Ⅰ章-2「ガイドラインの使用上の注意」を参照。P4

Goodら[1]による系統的レビューでは，大規模な質の高い無作為化比較試験はなく，2つの無作為化比較試験と3つの前向きコントロール研究を抽出し，輸液は鎮静・ミオクローヌスを改善し，総合的にみて輸液が役立ったとの認識を高める可能性があるが，胸水・腹水，浮腫など体液貯留の有害事象が生じるかもしれないことを示し，終末期がん患者に対する輸液は推奨できるだけの根拠がないと結論づけた。

Kingら[2]による，短腸症候群や放射線性腸炎を含む婦人科悪性腫瘍患者に対して在宅経静脈栄養を行った研究では，特にKarnofsky performance status＊が40以上の患者において，QOLが改善した。

Bozzettiら[3]による，Rotterdam Symptom Checklistを用いた前後比較試験では，高カロリー輸液が投与された状態で1〜3カ月以上生存していた患者においてはQOLが維持されていた。このほかに，複数の症例報告や質問紙調査において，在宅経静脈栄養が，「患者・家族の満足」[4]，「performance statusの維持」[5,6]，「患者・家族からみた有用性」[7]，「患者・家族からみた身体的，社会的，心理的有益性」[8]に役立ったと報告されている。

＊＊

以上の知見から，輸液と総合的QOL指標についての臨床研究は少ないが，消化管閉塞により経口的水分摂取ができない患者のうち，1カ月程度の生命予後が見込め，performance statusの低下が認められない場合には，患者の活動量に見合った輸液療法を行うことにより総合的QOL指標を改善させる可能性があるものと考えられる。

したがって，本ガイドラインでは，総合的QOL指標の改善を目的とする場合，生命予後が1カ月程度と予測される患者では，その後の体液バランスの変化を考慮して，500〜1,000 mL/日の維持輸液（中カロリー輸液）を推奨レベル1C，1,000〜1,500 mL/日の維持輸液（高カロリー輸液）を推奨レベル2Cとする。

推奨 1-2

生命予後が1〜2週間と考えられる，がん性腹膜炎による消化管狭窄・閉塞のために経口的に水分摂取ができず，performance statusが3〜4の終末期がん患者に対して，総合的QOL指標の改善を目的として，
　①1,000 mL/日を超える中カロリー輸液は行わないことを推奨する。
　　1C（強い推奨，とても低いエビデンスレベル）
　②高カロリー輸液を行わないことを推奨する。
　　1C（強い推奨，とても低いエビデンスレベル）

推奨 1-3

生命予後が1〜2週間と考えられる，消化管閉塞以外の原因（悪液質や全身衰弱など）のために経口的に十分な水分摂取ができず，performance statusが3〜4の終末期がん患者に対して，総合的QOL指標の改善を目的として，
　①1,000 mL/日を超える中カロリー輸液は行わないことを推奨する。
　　1C（強い推奨，とても低いエビデンスレベル）

②高カロリー輸液を行わないことを推奨する。
1C（強い推奨，とても低いエビデンスレベル）
③患者・家族の意向を確認し，輸液を行わないことを推奨する。
1C（強い推奨，とても低いエビデンスレベル）

解説

Bruera ら[9]による，全身状態がより悪化している患者を含む無作為化比較試験では，1,000 mL/日の維持輸液は，100 mL/日の輸液と比較して，全体的状態（global well-being）や全体的利益（overall benefits）の点からは有意差はなかった。またMcCann ら[10]による，輸液を全く使用しなくとも死亡前の全般的安楽さ（comfort）は 84％で維持できたとする報告や，Vullo-Navich ら[11]による，脱水の程度と「安楽さ」は相関しなかったとの観察研究がある。

＊＊

以上の知見から，輸液と総合的 QOL 指標についての臨床研究は少ないが，数週間以内に死期が迫っていることが予測され，performance status の低下した患者においては，輸液療法単独で総合的 QOL を改善する可能性は低い。総合的 QOL 指標の改善を目的とする場合，生命予後が 1～2 週間と考えられ，performance status が 3～4 の時期では，輸液療法単独による総合的 QOL 指標の改善は期待できないため，総合的 QOL 指標の改善を目的とした輸液投与は推奨されない。

したがって，本ガイドラインでは，QOL の向上を示す根拠がないうえに，代謝性の合併症や体液貯留症状の悪化を来す可能性があるため，消化管狭窄・閉塞の有無にかかわらず，高カロリー輸液は行わないことを推奨する（推奨レベル 1C）。

また，脱水症状の改善を目的として輸液を行うことは考えられるが，生命予後が1～2 週間，performance status が 3～4 の時期ではたとえ消化管狭窄・閉塞のために経口的に水分摂取ができない場合であっても，体液貯留などが生じて QOL の低下を引き起こす可能性があるため，1,000 mL/日を超える中カロリー輸液は行わないことを推奨する（推奨レベル 1C）。さらに，悪液質や全身衰弱など消化管閉塞以外の原因のために経口的に水分摂取が十分できない場合は，患者・家族の意向を確認したうえで，輸液を行わないことも推奨される（推奨レベル 1C）。

既存のガイドラインとの整合性

ASPEN（2001）では，1）セルフケアが可能，2）予測される生命予後が 40～60 日以上，3）社会的・経済的資源がある，4）低侵襲な他の内科的治療が無効な場合には，在宅経静脈栄養（HPN）は生命予後と QOL を向上させるとしている。

FNCLCC（2003）では，経静脈栄養は，消化管閉塞のある患者において，栄養状態の悪化と脱水を防ぎ，QOL を改善する場合がある。人工的栄養補給・経静脈栄養は，生命予後が 3 カ月以下であると考えられる患者，あるいは，Karnofsky performance status が 50 以下・performance status が 3 以上の患者に対しては，妥当ではないとしている。

ESPEN（2006, 2009）では，QOL に関して以下のように述べられている。
・低栄養は，QOL と ADL を低下し，がん治療の副作用増加や反応性低下を生じ，生存率を短縮する。ただし，因果関係は必ずしも確立されていない。

- 経静脈栄養の適応は，経腸栄養が使えない，2～3 カ月以上の生存期間，performance status あるいは QOL 改善が期待できる，患者が希望する場合に限る。
- 体重減少を示し栄養摂取が低下している（半年以上の予後が期待できる）終末期がん患者に対して経静脈栄養の補助は有益である。

ASPEN（2009）では，終末期がん患者において，緩和目的の人工的栄養補給が適応となることはめったにないが，1）セルフケアが可能，2）予測される生命予後が 40～60 日以上，3）社会的・経済的資源がある，4）低侵襲な他の内科的治療（薬物療法，経腸栄養）が無効な場合には，在宅経静脈栄養（HPN）は生命予後と QOL を向上させる可能性があるとされている。

（尾阪咲弥花，林　章敏，有賀悦子）

【文　献】

1) Good P, Cavenagh J, Mather M, et al. Medically assisted hydration for palliative care patients. Cochrane Database Syst Rev 2008 Apr 16；(2)：CD006273
2) King LA, Carson LF, Konstantinides N, et al. Outcome assessment of home parenteral nutrition in patients with gynecologic malignancies: what have we learned in a decade of experience? Gynecol Oncol 1993；51：377-82
3) Bozzetti F, Cozzaglio L, Biganzoli E, et al. Quality of life and length of survival in advanced cancer patients on home parenteral nutrition. Clin Nutr 2002；21：281-8
4) Moley JF, August D, Norton JA, et al. Home parenteral nutrition for patients with advanced intraperitoneal cancers and gastrointestinal dysfunction. J Surg Oncol 1986；33：186-9
5) Chapman C, Bosscher J, Remmenga S, et al. A technique for managing terminally ill ovarian carcinoma patients. Gynecol Oncol 1991；41：88-91
6) Pironi L, Ruggeri E, Tanneberger S, et al. Home artificial nutrition in advanced cancer. J R Soc Med 1997；90：597-603
7) August DA, Thorn D, Fisher RL, et al. Home parenteral nutrition for patients with inoperable malignant bowel obstruction. JPEN J Parenter Enteral Nutr 1991；15：323-7
8) Orrevall Y, Tishelman C, Permert J. Home parenteral nutrition: a qualitative interview study of the experiences of advanced cancer patients and their families. Clin Nutr 2005；24：961-70
9) Bruera E, Sala R, Rico MA, et al. Effects of parenteral hydration in terminally ill cancer patients: a preliminary study. J Clin Oncol 2005；23：2366-71
10) McCann RM, Hall WJ, Groth-Juncker A. Comfort care for terminally ill patients. The appropriate use of nutrition and hydration. JAMA 1994；272：1263-6
11) Vullo-Navich K, Smith S, Andrews M, et al. Comfort and incidence of abnormal serum sodium, BUN, creatinine and osmolality in dehydration of terminal illness. Am J Hosp Palliat Care 1998；15：77-84

臨床疑問 2

輸液は腹水による苦痛を悪化するか？
輸液の減量は腹水による苦痛を軽減するか？

関連する臨床疑問

(1) 経口的に水分摂取が 500 mL/日程度可能な終末期がん患者で，がん性腹水による苦痛がある場合，500〜1,000 mL/日の輸液を行うことは，輸液を行わないことに比べて，腹水による苦痛を悪化するか？

(2) 経口的な水分摂取ができない終末期がん患者で，がん性腹水による苦痛がある場合，1,000 mL/日を超える輸液を行うことは，1,000 mL/日以下の輸液を行うことに比べて，腹水による苦痛を悪化するか？

(3) 経口的な水分摂取ができず 2,000 mL/日の輸液を受けている終末期がん患者において，がん性腹水による苦痛が増悪する場合，輸液量を 1,000 mL/日以下に減量することは，減量しないことに比べて，腹水による苦痛を軽減するか？

推奨 2-1

生命予後が 1 カ月程度と考えられる，経口的に水分摂取が 500 mL/日程度可能な終末期がん患者に対して，がん性腹水による苦痛がある場合，腹水による苦痛を悪化させないことを目的として，

①患者・家族の意向を確認し，輸液を行わないことを推奨する。
　1B (強い推奨，低いエビデンスレベル)

②500〜1,000 mL/日の維持輸液を行うことを考慮する。
　2C (弱い推奨，とても低いエビデンスレベル)

推奨 2-2

生命予後が 1 カ月程度と考えられる，経口的に水分摂取ができないがん性腹水による苦痛がある終末期がん患者に対して輸液を行う場合，腹水による苦痛を悪化させないことを目的として，1,000 mL/日以下の維持輸液を行うことを推奨する。
　1C (強い推奨，とても低いエビデンスレベル)

推奨 2-3

生命予後が 1 カ月程度と考えられる，経口的な水分摂取ができず，1,500〜2,000 mL/日の輸液を受けている終末期がん患者に対して，がん性腹水による苦痛が増悪する場合，腹水による苦痛を軽減することを目的として，輸液量を 1,000 mL/日以下に減量することを推奨する。
　1B (強い推奨，低いエビデンスレベル)

＊：腹水濾過濃縮再静注法（CART）
がんや肝硬変などによって溜まった腹水（または胸水）を濾過濃縮して有用な蛋白成分を回収する治療法。溜まった腹水（胸水）をバッグに取り出し、その後、濾過器を用いて細菌やがん細胞などを除去したあと、濃縮器で除水を行い、アルブミンなどの有用な物質を濃縮して再び体内に戻す治療法。

解説

腹水による患者の苦痛を軽減させる治療に関しては利尿薬の投与、腹腔穿刺による腹水排液および腹水濾過濃縮再静注法（cell-free and concentrated ascites reinfusion therapy；CART）＊、腹腔静脈シャントなどさまざまな方法があるが（『がん患者の消化器症状の緩和に関するガイドライン2011年版』、P54も参照）、本ガイドラインでは、基本的に症状緩和の立場から輸液が腹水に及ぼす影響のみに注目して検討する。このため腹水の排液量やCARTにより静脈内へ返還された水分量については考慮せずに基本的な輸液量に重点をおいた。

本臨床疑問に関する臨床研究としては、系統的レビューが1件あるが、腹水による患者の苦痛をprimary end-pointとして輸液の効果を評価した研究はない。

Goodら[1]による系統的レビューでは、大規模な質の高い無作為化比較試験はなく、2つの無作為化比較試験と3つの前向きコントロール研究を抽出し、輸液は鎮静・ミオクローヌスを改善し、総合的にみて輸液が役立ったとの認識を高める可能性があるが、胸水・腹水、浮腫など体液貯留の有害事象が生じるかもしれないことを示し、終末期がん患者に対する輸液は推奨できるだけの根拠がないと結論づけた。

Moritaら[2]による、腹部悪性腫瘍のがん患者を対象とした多施設前向き観察研究では、死亡前3週間の輸液量が1,000 mL/日以上の群と1,000 mL/日未満の群では、1,000 mL/日以上の群で腹水による苦痛が有意に悪化した。

安達ら[3]による、消化器がん患者を対象とした多施設後向き研究では、死亡前3週間の輸液量が約500〜1,000 mL/日の緩和ケア病棟と、約1,500 mL/日の一般病棟群を比較すると、後者において腹水を有する患者が多かった。

Moritaら[4]による、がん治療医、緩和ケア医、看護師を対象とした質問紙調査では、胃がん患者に対して1,500〜2,000 mL/日の輸液を行い、腹水が悪化した経験があるがん治療医は24％、がん治療病棟の看護師は37％、緩和ケア医は68％、緩和ケア病棟看護師は50％であった。500〜1,000 mL/日の輸液では、それぞれ8％、20％、28％、25％であった。また、輸液量の減量で腹水に伴う症状が改善したことを経験しているものは、それぞれ13％、10％、44％、20％であった。

病態に関する予備的な研究としては、腸管閉塞を合併して体液貯留を伴った終末期がん患者を対象として輸液を行った結果、7例中3例で腹水が悪化しレニン活性（PRA）が増加し脳性ナトリウム利尿ペプチド（BNP）が減少したこと[5]、腹水を有する患者を有しない患者と比較すると心房性ナトリウム利尿ペプチド（ANP）値に差がないがアルブミン値は低いこと[6]が示されている。これらの結果は、腹水を有する終末期がん患者においては、腹水貯留と血管内脱水が同時に進行することを示唆している。

輸液と腹水の関係について質の高い研究はなく、確実な知見ではないが、以上の知見を総合的に判断すると以下が示唆される。①1,000 mL/日以下の輸液では腹水を著明に悪化させない可能性が高い、②1,500〜2,000 mL/日の輸液では腹水が悪化する可能性がある、③輸液量を減量することで腹水による苦痛を軽減できる可能性がある。

＊　＊

以上の結果から、腹水による苦痛を悪化させないことを目的にした場合には、輸液量は1,000 mL/日以下が望ましく、経口的な水分摂取が可能な場合には輸液を行

わないことが望ましいと考えられた。

したがって，本ガイドラインでは，経口的な水分摂取が500 mL/日程度可能であるならば，輸液を行わないことを強い推奨とし（推奨レベル1B），輸液量を500～1,000 mL/日にすることは弱い推奨とする（推奨レベル2C）。

また，経口的な水分摂取が不可能な場合には，輸液はがん終末期の最低限のケアに含まれるとする考え方が日本のがん治療医に多い現状を考慮して，1,000 mL/日以下の輸液を行うことを推奨し（推奨レベル1C），1500～2,000 mL/日の輸液を受け腹水による苦痛が増悪する場合には，輸液量を1,000 mL/日以下に減量することを推奨する（推奨レベル1B）。

なお，エネルギーやアミノ酸投与量に関しては，腹水の増悪と関連する根拠が見当たらず，設定する生命予後が1カ月程度であることから，種々の代謝異常を生じている可能性が高く，アミノ酸の投与がアルブミンの合成に結びつくとは限らない。また，高濃度の糖質やアミノ酸を投与しても有効に利用されず，代謝上の負荷となることも危惧されるため，投与する際にはその効果や副作用（体液貯留症状・高血糖・肝障害など）を評価しながら行うことが必要であると考えられる。

既存のガイドラインとの整合性

NCPC（1994）では，輸液療法が個々の患者に及ぼしている影響を，毎日（day-to-day basisで），利益と不利益を比較して評価しなければならないとしている。

EAPC（1996）では，人工的水分・栄養補給についての望ましい意思決定過程として3つのステップを提案し，1）意思決定に必要な8領域の評価を行う（①全身状態，②苦痛，③予測される生命予後，④脱水・体液過剰，栄養状態，⑤栄養摂取量，⑥心理状態，⑦消化管の状態・投与経路，⑧治療に必要な社会的資源），2）QOL・生命予後・脱水状態の改善など治療目標を明確にしたうえで，想定される利益と不利益を総合的に判断して治療を決める，そして，3）一定の期間をおいて定期的に治療効果を評価するとしている。

（森　直治）

【文献】

1) Good P, Cavenagh J, Mather M, et al. Medically assisted hydration for palliative care patients. Cochrane Database Syst Rev 2008 Apr 16；(2)：CD006273
2) Morita T, Hyodo I, Yoshimi T, et al. Association between hydration volume and symptoms in terminally ill cancer patients with abdominal malignancies. Ann Oncol 2005；16：640-7
3) 安達　勇．終末期がん患者に対する支持療法の適応に関する研究．平成11年度厚生省がん研究助成金による研究報告集，1999；pp404-9
4) Morita T, Shima Y, Miyashita M, et al. Physician- and nurse-reported effects of intravenous hydration therapy on symptoms of terminally ill patients with cancer. J Palliat Med 2004；7：683-93
5) Morita T, Tei Y, Tsunoda J, et al. Underlying pathologies and their associations with clinical features in terminal delirium of cancer patients. J Pain Symptom Manage 2001；22：997-1006
6) Morita T, Tei Y, Tsunoda J, et al. Determinants of the sensation of thirst in terminally ill cancer patients. Support Care Cancer 2001；9：177-86

臨床疑問 3

輸液は嘔気・嘔吐を改善するか？
輸液の減量は嘔気・嘔吐を改善するか？

関連する臨床疑問

（1）がん性腹膜炎による消化管閉塞のために経口的な水分摂取がほとんどできない終末期がん患者において，1,000 mL/日の輸液を行うことは，輸液を行わないことに比べて，嘔気・嘔吐を改善するか？

（2）がん性腹膜炎による消化管閉塞のために経口的な水分摂取がほとんどできず，2,000 mL/日以上の輸液を受け，嘔吐のために経鼻胃管から 1,000 mL/日の消化管液が排液ドレナージされている，腹水・浮腫のある終末期がん患者において，輸液量を減量することは，減量しないことに比べて，腸管内容を減量して，経鼻胃管を抜去することを可能にするか？

推奨 3-1-1

生命予後が 1 カ月程度と考えられる，がん性腹膜炎による消化管閉塞のために経口的な水分摂取がほとんどできない終末期がん患者に対して，腹水・浮腫などの体液貯留症状がない場合，嘔気・嘔吐の改善を目的として，薬物療法と組み合わせて，1,000 mL/日（200～800 kcal/日；窒素 0～4.8 g/日・アミノ酸 0～30 g/日）程度の維持輸液（中・高カロリー輸液）を行うことを推奨する。

1C（強い推奨，とても低いエビデンスレベル）

推奨 3-1-2

生命予後が 1 カ月程度と考えられる，がん性腹膜炎による消化管閉塞のために経口的な水分摂取がほとんどできない終末期がん患者に対して，腹水・浮腫などによる苦痛がある場合，嘔気・嘔吐の改善を目的として，薬物療法と組み合わせて，500～1,000 mL/日（100～800 kcal/日；窒素 0～4.8 g/日・アミノ酸 0～30 g/日）の維持輸液（中・高カロリー輸液）を行うことを推奨する。

1C（強い推奨，とても低いエビデンスレベル）

推奨 3-1-3

生命予後が 1～2 週間と考えられる終末期がん患者に対して，嘔気・嘔吐の改善を目的として，

①1,000 mL/日を超える維持輸液は行わず，薬物療法を行うことを推奨する。
1C（強い推奨，とても低いエビデンスレベル）

②患者・家族の意向を確認し，輸液を行わないことを考慮する。
2C（弱い推奨，とても低いエビデンスレベル）

推奨 3-2

生命予後が1カ月程度と考えられる，がん性腹膜炎による消化管閉塞のために経口的な水分摂取ができず，2,000 mL/日の輸液を受け，経鼻胃管から1,000 mL/日の消化管液が排液ドレナージされている終末期がん患者に対して，腸管内容の排液量の減少・経鼻胃管抜去を目的として，補充輸液＋維持輸液で1,000〜1,500 mL/日に漸減し，薬物療法を併用することを推奨する。

1B（強い推奨，低いエビデンスレベル）

解説

消化管閉塞に伴う嘔気・嘔吐の治療に関しては，輸液療法のほかに，外科治療，薬物療法（コルチコステロイド，消化管分泌抑制薬，メトクロプラミド，セロトニン5HT$_3$受容体拮抗薬，ハロペリドールなど），内視鏡治療（消化管ステント留置），ドレナージ（経鼻胃管，胃瘻など）などがあるが（『がん患者の消化器症状の緩和に関するガイドライン』，P45，71も参照），本ガイドラインでは，輸液が嘔気・嘔吐に与える影響について検討する。

嘔気・嘔吐による患者の苦痛をprimary end-pointとして輸液療法の効果を評価した研究としては，以下に示すような研究がある。

Kingら[1]による，Karnofsky performance statusが約50（生存期間の中央値が60日）の婦人科悪性腫瘍患者（消化管閉塞72％，化学療法を受けているもの51％を含む）を対象とした研究では，在宅経静脈栄養を受け生存した場合には，嘔気・嘔吐が有意に改善した。

Mercadanteら[2]による，消化管閉塞を合併した終末期がん患者（87％がperformance status 4）を対象としたオクトレオチドとブチルスコポラミン臭化物の無作為化比較試験の後解析で，輸液量が1,000 mL/日より多い場合では，輸液量が1,000 mL/日以下の場合と比べて，嘔気の程度が軽かった。

Augustら[3]による，平均生存期間が50日の切除不能の消化管閉塞を対象とした研究では，輸液が有用と判断されたのは64％であり，逆に，その他の患者では全身状態の改善がみられず死亡し，家族の負担が大きかった。

Philipら[4]は，症例報告において，輸液の開始に伴い嘔吐が増強し，輸液量を減量することでそれが改善したと報告した。

Cerchiettiら[5]による，水分摂取のできない平均生命予後4日の患者を対象として，メトクロプラミド60 mg/日の定期投与に加えて1,000 mL/日の皮下輸液を行った群と行わない群の無作為化比較試験では，嘔気の強さは24時間後にいずれの群でも改善し，48時間後に輸液群で有意に改善したがその幅は小さかった。

消化管閉塞における経鼻胃管は，上部消化管閉塞を除けば必ずしも必要ではなく，薬物療法により症状緩和が可能であるとの記述的研究や介入研究がある[2,6-9]。Ventafriddaら[8]による平均生存期間が25日の消化管閉塞を伴うがん患者に対して，薬物療法により症状緩和を行った研究では，平均輸液量は1,300 mL/日であった。

＊＊

以上の結果から，①適切な輸液を行うことは，performance statusの良好な消化管閉塞の患者においては，嘔気・嘔吐の症状緩和に役立つ可能性が示唆される。一

方で，②performance status が悪い，死期が迫っている消化管閉塞以外の不可逆的な理由（悪液質や衰弱など）のために経口摂取が不可能な患者においては，輸液療法単独により嘔気・嘔吐が改善する効果は少ないことが示唆される。また，③腸管内容がドレナージされている患者においては，オクトレオチドや制吐薬を中心とした薬物療法と輸液量を調節することにより，ドレナージ量の減少と経鼻胃管の抜去が期待される場合があると考えられる。

したがって，本ガイドラインでは，生命予後が1カ月程度と考えられ，がん性腹膜炎による消化管閉塞のために経口的な水分摂取がほとんどできない患者においては，体液貯留症状がない場合には，薬物療法と輸液療法の併用が最も効果が得られると判断し，薬物療法と組み合わせて，1,000 mL/日程度の維持輸液（中・高カロリー輸液）を行うことを強い推奨とする（推奨レベル1C）。また，生命予後は1カ月程度と考えられるが腹水・浮腫といった体液貯留症状による苦痛がある場合は，薬物療法と体液貯留症状に見合った少量の輸液を併用することが適切であると考え，薬物療法と組み合わせて，500〜1,000 mL/日の維持輸液（中・高カロリー輸液）を行うことを強い推奨とする（推奨レベル1C）。なお，上記のいずれの状況においても，嘔吐量が多い場合には，全身状態などに配慮しながら，必要量を補充輸液で補うことを検討する。

生命予後が1〜2週間と考えられる患者に対しては，嘔気・嘔吐を改善するための輸液の効果は限られていると判断し，患者・家族の意向を確認し，輸液を行わないことを弱い推奨とし（推奨レベル2C），1,000 mL/日を超える維持輸液は行わず薬物療法を行うことを強い推奨とする（推奨レベル1C）。

また，大量の輸液を受け腸管内容の排液のある患者においては，薬物療法と組み合わせて，輸液量を調節することが適切あると考える。その際，排液量などを参考にしながら，補充輸液と維持輸液の量を調節し，輸液を漸減することを推奨する。すなわち，補充輸液＋維持輸液で1,000〜1,500 mL/日に漸減し，薬物療法を併用することを強い推奨とする（推奨レベル1B）。

なお，嘔気・嘔吐の薬物療法に関しては，臨床症状などから想定される病態に応じた制吐薬を選択するとよい。具体的な例を以下に示す。動くと悪化する場合や，めまいを伴う場合は前庭神経の刺激が関与しており，ヒスタミンH_1受容体拮抗薬（ジメンヒドリナート，ジフェンヒドラミンなど）を用いる。持続的な嘔気・嘔吐やオピオイドが関係していると考えられる場合，化学受容器引金帯（chemoreceptor trigger zone；CTZ）の刺激の関与が考えられるため，ドパミンD_2受容体拮抗薬（プロクロルペラジン，ハロペリドールなど）を用いる。食後に増悪したり，便秘を伴ったりする場合は消化管運動の低下があると考え，消化管運動亢進薬（メトクロプラミド，ドンペリドンなど）を用いる。蠕動痛がある，すなわち消化管の運動の亢進がある場合は抗コリン薬（ブチルスコポラミン臭化物など）を用いる。嘔気・嘔吐を生じる原因が複数存在する，あるいは原因を同定できない場合は，複数の受容体が関与している可能性を考え，複数の受容体への拮抗薬（オランザピンなど）を用いる。

消化管閉塞を伴う場合には，オクトレオチド，ブチルスコポラミン臭化物，コルチコステロイドならびに上記に挙げた制吐薬を患者の症状と状態により，組み合わせて投与する。ただし，メトクロプラミドは消化管が不完全閉塞または麻痺性で，

かつ疼痛がないときにのみ投与することとし，症状（痛み，嘔気・嘔吐）が増悪する場合には速やかに中止する（『がん患者の消化器症状の緩和に関するガイドライン2011年版』，P37も参照）。

既存のガイドラインとの整合性

既存のガイドラインにおいて，嘔気・嘔吐のある終末期がん患者に対して，その改善を目的とした輸液ならびに輸液の減量に関する記載は以下のとおりである。

NCPC（1994）では，嘔吐などにより脱水を生じている場合，輸液療法は適切な選択になる。輸液療法が個々の患者に及ぼしている影響を，毎日（day-to-day basisで），利益と不利益を比較して評価しなければならないとしている。

EAPC（1996）では，持続的に嘔気・嘔吐がある場合，全身状態や予後，体液貯留状態などの評価を行いながら，人工的水分・栄養補給を検討するとしている。

EAPC（2001）では，がん性消化管閉塞（MBO）においては，輸液（1,000 mL/日）を行っている場合のほうが嘔気が少ない。ただし，輸液量が多すぎると消化液を増加させるので，利益と不利益のバランスを図ることが必要であるとしている。

FNCLCC（2003）では，経静脈栄養は，消化管閉塞のある患者において，栄養状態の悪化と脱水を防ぎ，QOLを改善する場合があるとしている。

（中島信久）

【文　献】

1) King LA, Carson LF, Konstantinides N, et al. Outcome assessment of home parenteral nutrition in patients with gynecologic malignancies: what have we learned in a decade of experience? Gynecol Oncol 1993; 51: 377-82
2) Mercadante S, Ripamonti C, Casuccio A, et al. Comparison of octreotide and hyoscine butylbromide in controlling gastrointestinal symptoms due to malignant inoperable bowel obstruction. Support Care Cancer 2000; 8: 188-91
3) August DA, Thorn D, Fisher RL, et al. Home parenteral nutrition for patients with inoperable malignant bowel obstruction. JPEN J Parenter Enteral Nutr 1991; 15: 323-7
4) Philip J, Depczynski B. The role of total parenteral nutrition for patients with irreversible bowel obstruction secondary to gynecological malignancy. J Pain Symptom Manage 1997; 13: 104-11
5) Cerchietti L, Navigante A, Sauri A, et al. Hypodermoclysis for control of dehydration in terminal-stage cancer. Int J Palliat Nurs 2000; 6: 370-4
6) Fainsinger RL, Spachynski K, Hanson J, et al. Symptom control in terminally ill patients with malignant bowel obstruction (MBO). J Pain Symptom Manage 1994; 9: 12-8
7) Mercadante S. Bowel obstruction in home-care cancer patients: 4 years experience. Support Care Cancer 1995; 3: 190-3
8) Ventafridda V, Ripamonti C, Caraceni A, et al. The management of inoperable gastrointestinal obstruction in terminal cancer patients. Tumori 1990; 76: 389-93
9) Ripamonti C, Mercadante S, Groff L, et al. Role of octreotide, scopolamine butylbromide, and hydration in symptom control of patients with inoperable bowel obstruction and nasogastric tubes: a prospective randomized trial. J Pain Symptom Manage 2000; 19: 23-34

臨床疑問 4

輸液は口渇を改善するか？

関連する臨床疑問

(1) 生命予後が 1～2 週間と考えられる，経口的に水分摂取が可能な終末期がん患者において，体液貯留症状のない場合，輸液を行わずに口腔ケアなどの看護ケアを行うことは，行わないことに比べて，口渇を改善するか？

(2) 生命予後が 1～2 週間と考えられる，経口的に水分摂取が可能な終末期がん患者において，体液貯留症状がなく，脱水が存在する場合，500～1,000 mL/日の輸液を行うことは，輸液を行わないことに比べて，口渇を改善するか？

推奨 4-1

生命予後が 1～2 週間と考えられる，経口的に水分摂取が可能な終末期がん患者に対して，口渇の改善を目的として，輸液を行わずに口腔ケアなどの看護ケアを行うことを推奨する。

1B（強い推奨，低いエビデンスレベル）

推奨 4-2

生命予後が 1～2 週間と考えられる，経口的に水分摂取が可能な終末期がん患者に対して，脱水が存在する場合，500～1,000 mL/日（100～400 kcal/日；窒素 0～4.8 g/日・アミノ酸 0～30 g/日）の維持輸液（中カロリー輸液）を行うことを考慮する。

2C（弱い推奨，とても低いエビデンスレベル）

解説

口渇は，終末期がん患者の 56～95％にみられる症状で，治療すべき重要な症状である[1]。終末期の口渇を改善するために，輸液は有効ではないことを示唆する根拠がいくつかある。

Cerchietti ら[2]による，水分摂取のできない平均生命予後 4 日の患者を対象とした無作為化比較試験では，30～60 分ごとの口腔ケアに加えて，1,000 mL/日の皮下輸液を 48 時間行った群と行わなかった群を比較したが，口渇はいずれの群でも 24 時間以内に改善し，群間差は認められなかった。また，McCann ら[3]による，口渇に対して輸液を行わずに，患者の好みに応じた食事，口腔ケア，氷片を口に含むなどの看護ケアを行った研究では，34％の患者がのどの渇きを感じず，28％が治療初期のみにのどの渇きを感じた。38％の患者では死亡まで断続的に経験したが，看護ケ

アにより口渇は全例において緩和した。

　Musgraveら[4]による，生命予後10日以下の500～3,000 mL/日の輸液を受けていた患者を対象とした観察研究では，口渇の程度と輸液量に相関は認められなかった。Moritaら[5]による，輸液量と皮膚粘膜の脱水の程度との相関をみた前向き観察研究では，死亡前3週間と1週間に1,000 mL/日以上の輸液を行った患者では，行わなかった患者に比較して，有意に皮膚粘膜の脱水の程度は少なかったが，いずれの群も死亡が近づくにつれて皮膚粘膜の脱水の程度は悪化した。

　口渇に関連する要因を探索した観察研究として終末期がん患者を対象とした横断研究では，口渇とナトリウム値，浸透圧，BUN，クレアチニン，総蛋白，ヘマトクリットとの線形相関はみられず[4,6,7]，ナトリウム値，浸透圧，BUN，クレアチニンから定義した脱水とも相関はなかった[7,8]。また，心房性ナトリウム利尿ペプチド（ANP）とも線形相関はなかったが，ANPで定義した脱水（≦15 pg/mL），高浸透圧（300 mOsm/kg）とは有意に相関した[7]。脱水以外の要因として，口内炎，口呼吸，オピオイド，抗コリン作用をもつ薬剤，全身状態が不良であることが，口渇を促進する因子として同定されている[7]。

　一方，終末期に輸液を減量すると口渇が悪化するか否かに関する実証研究はない。輸液を全く行わなかったとしても，口渇はほとんどの患者で看護ケアを丁寧に行うことで和らげることができると示唆されている[2,9]。また，Moritaら[10]による，生命予後1カ月の胃がん，肺がん患者に対する輸液療法の経験に関する質問紙調査では，がん治療医の半数以上，緩和ケア医の3分の2以上が輸液の減量を行ったことがあるが，輸液の減量により口渇の悪化をしばしば経験すると回答したものは7％以下に過ぎなかった。

　また，Miyashitaら[11]による，本邦のがん患者に対する終末期輸液に関する医師と看護師の認識を明らかにするために行われた横断的質問紙調査（医師584名，看護師3,328名；がんセンター16施設，緩和ケア病棟73施設，一般病院・在宅ケア4施設）では，輸液を積極的に行うことで，口渇を緩和することができると考える医師は43％，看護師は20％だった（$P<0.0001$）。がん患者に対する終末期輸液に関する考え方は医師間，看護師間でコンセンサスが得られておらず，一般病棟と緩和ケア病棟の医師・看護師でも相違がみられたと報告されている。

＊ ＊

　以上の結果から，次のことが示唆される。①古典的な脱水指標（ナトリウム値，浸透圧，BUN，クレアチニン）と口渇の程度は集団でみると相関しない。これは，消化管出血，腎機能障害，筋肉量の低下などに影響されるために脱水の指標として機能しないためと考えられる。しかし，より鋭敏な指標（心房性・脳性ナトリウム利尿ペプチド，血清浸透圧）は口渇の程度と相関する可能性がある。したがって，終末期において，脱水による循環血液量の低下と血中浸透圧の上昇は，口渇の重要な刺激要因の一つであると考えられる。②輸液により客観的な皮膚粘膜の乾燥をある程度和らげることはできる可能性がある。しかし，死亡が数週間以内に生じると考えられる状況では，口渇による苦痛は輸液を行わない看護ケアによって十分緩和することができ，看護ケアに輸液を加えても緩和効果は上積みされないことが示唆される。これは，体液貯留症状を伴う血管内脱水においては，通常の輸液によって口渇をもたらしている生理学的変化を修復できない，または，脱水以外の原因が口

渇を来していることが多いため，と考えられる。体液貯留を伴わない消化管閉塞や嚥下障害など，補液により脱水が有効に改善される病態では，実証研究はないが，口渇を緩和するために輸液を行うことは妥当であると考えられる。③死亡が数週間以内に生じると考えられる状態のときに輸液を減量することは，口渇に対する看護ケアが十分に行われるならば，口渇を著しく悪化させることはないと考えられる。

したがって，本ガイドラインでは，生命予後が1〜2週間と考えられる患者では，口渇の原因は脱水のみでない可能性が高く，また，脱水を伴っていたとしても看護ケアによって口渇を改善することができると考えられるため，看護ケアを行うことを推奨レベル1Bとする。体液貯留症状がない場合や消化管閉塞の患者では，脱水による口渇が臨床的に疑われ，患者の意向が反映され効果が十分に評価されるのであれば，500〜1,000 mL/日の維持輸液（中カロリー輸液）が選択肢になりうると考え，推奨レベル2Cとする。

既存のガイドラインとの整合性

NCPC（1994）では，口渇はしばしば薬物によって生じ，輸液では緩和されない。口腔ケアと薬物の調整が最も適切であるとしている。

EAPC（2001）では，口渇は脱水の状態とは関係ないが，嘔気は輸液療法が提供されている患者により少ない。口渇の苦痛緩和には，口腔ケアが一般的に有効であるとしている。

FNCLCC（2003）では，口腔ケアは重要であるとしている。

（池永昌之）

【文献】

1) Collaud T, Rapin CH. Dehydration in dying patients: study with physicians in French-speaking Switzerland. J Pain Symptom Manage 1991; 6: 230-40
2) Cerchietti L, Navigante A, Sauri A, et al. Hypodermoclysis for control of dehydration in terminal-stage cancer. Int J Palliat Nurs 2000; 6: 370-4
3) McCann RM, Hall WJ, Groth-Juncker A. Comfort care for terminally ill patients. The appropriate use of nutrition and hydration. JAMA 1994; 272: 1263-6
4) Musgrave CF, Bartal N, Opstad J. The sensation of thirst in dying patients receiving i.v. hydration. J Palliat Care 1995; 11: 17-21
5) Morita T, Hyodo I, Yoshimi T, et al. Association between hydration volume and symptoms in terminally ill cancer patients with abdominal malignancies. Ann Oncol 2005; 16: 640-7
6) Burge FI. Dehydration symptoms of palliative care cancer patients. J Pain Symptom Manage 1993; 8: 454-64
7) Morita T, Tei Y, Tsunoda J, et al. Determinants of the sensation of thirst in terminally ill cancer patients. Support Care Cancer 2001; 9: 177-86
8) Ellershaw JE, Sutcliffe JM, Saunders CM. Dehydration and the dying patient. J Pain Symptom Manage 1995; 10: 192-7
9) Andrews M, Bell ER, Smith SA, et al. Dehydration in terminally ill patients. Is it appropriate palliative care? Postgrad Med 1993; 93: 201-3, 206-8
10) Morita T, Shima Y, Miyashita M, et al. Physician- and nurse-reported effects of intravenous hydration therapy on symptoms of terminally ill patients with cancer. J Palliat Med 2004; 7: 683-93
11) Miyashita M, Morita T, Shima Y, et al. Physician and nurse attitudes toward artificial hydration for terminally ill cancer patients in Japan: results of 2 nationwide surveys. Am J Hosp Palliat Care 2007; 24: 383-9

臨床疑問 5

輸液は胸水による苦痛を悪化するか？
輸液の減量は胸水による苦痛を軽減するか？

関連する臨床疑問

(1) 生命予後が1カ月程度と考えられる，経口的に水分摂取が可能な終末期がん患者で，胸水による苦痛がある場合，500〜1,000 mL/日の輸液を行うことは，輸液を行わないことに比べて，胸水による苦痛を悪化するか？

(2) 生命予後が1カ月程度と考えられる，経口的に水分摂取が可能で2,000 mL/日の輸液を受けている終末期がん患者において，胸水による苦痛が憎悪する場合，輸液量を1,000 mL/日以下に減量することは，減量しないことに比べて，胸水による苦痛を軽減するか？

推奨 5-1

生命予後が1カ月程度と考えられる，経口的に水分摂取が可能な終末期がん患者に対して，胸水による苦痛がある場合，胸水による苦痛を悪化させないことを目的として，

①患者・家族の意向を確認し，輸液を行わないことを推奨する。
　1B（強い推奨，低いエビデンスレベル）

②1,000 mL/日（400〜800 kcal/日；窒素0〜4.8 g/日・アミノ酸0〜30 g/日）以下の維持輸液（中・高カロリー輸液）を行うことを考慮する。
　2C（弱い推奨，とても低いエビデンスレベル）

推奨 5-2

生命予後が1カ月程度と考えられる，経口的に水分摂取が可能で2,000 mL/日の輸液を受けている終末期がん患者に対して，胸水による苦痛が憎悪する場合，胸水による苦痛を軽減することを目的として，輸液量を1,000 mL/日（400〜800 kcal/日；窒素0〜4.8g/日・アミノ酸0〜30 g/日：中・高カロリー輸液）以下に減量または中止することを推奨する。
　1C（強い推奨，とても低いエビデンスレベル）

解説

胸水の治療に関しては，原因に応じて全身化学療法，胸腔穿刺，胸膜癒着術などさまざまな方法があるが，本ガイドラインでは，輸液が胸水に与える影響について検討する。

本臨床疑問に関する臨床研究としては，系統的レビューが1件あり，1つの比較的大規模な多施設前向き観察研究，1つの医療者対象の質問紙調査の結果が報告さ

れているが，胸水による患者の苦痛を primary end-point として輸液療法の効果を評価した研究はない。

Good ら[1]による系統的レビューでは，大規模な質の高い無作為化比較試験はなく，2つの無作為化比較試験と3つの前向きコントロール研究を抽出し，輸液は鎮静・ミオクローヌスを改善し，総合的にみて輸液が役立ったとの認識を高める可能性があるが，胸水・腹水，浮腫など体液貯留の有害事象が生じるかもしれないことを示し，終末期がん患者に対する輸液は推奨できるだけの根拠がないと結論づけた。

Morita ら[2]による，腹部原発の悪性腫瘍の患者を対象とした前向き観察研究では，死亡前3週間と1週間に輸液を 1,000 mL/日以上行った患者（輸液群）と 1,000 mL/日未満しか行わなかった患者（非輸液群）を比較した結果，死亡前24時間前の胸水の症状が悪化した割合は輸液群のほうが有意に多かった。

また，Morita ら[3]による，がん治療医，緩和ケア医，看護師を対象に行った質問紙調査の結果では，肺がんの患者に 1,500〜2,000 mL/日の輸液を行い，胸水が悪化した経験があるがん治療医は21％，がん治療病棟看護師は44％，緩和ケア医は53％，緩和ケア病棟看護師は65％であった。500〜1,000 mL/日の輸液では，胸水が悪化したと答えた割合は，それぞれ8.5％，27％，26％，38％であった。

＊＊

以上の結果から，輸液量と胸水の関係を明らかにした臨床研究は存在せず，確実な知見ではないが，次のことが示唆される。①500〜1,000 mL/日以下の輸液では胸水を著明に悪化させない可能性が高い，②1,500〜2,000 mL/日の輸液では胸水を悪化させる可能性がある，③輸液量を減少することで胸水による苦痛が減少する可能性がある。

したがって，本ガイドラインでは，胸水による苦痛を悪化させないことを目的とした場合，輸液量は 1,000 mL/日以下が望ましいと考えた。経口的な水分摂取が可能であるならば，患者・家族の意向を確認し，輸液を行わないことを推奨レベル1Bとし，1,000 mL 以下の維持輸液（中・高カロリー輸液）を行うことを推奨レベル2Cとする。2,000 mL/日の輸液を受けている患者で胸水による苦痛が増悪する場合には，輸液量を 1,000 mL/日以下に減量または中止することを推奨レベル1Cとする。

既存のガイドラインとの整合性

EAPC（1996）では，人工的水分・栄養補給についての望ましい意思決定過程として3つのステップを提案し，1）意思決定に必要な8領域の評価を行う（①全身状態，②苦痛，③予測される生命予後，④脱水・体液過剰，栄養状態，⑤栄養摂取量，⑥心理状態，⑦消化管の状態・投与経路，⑧治療に必要な社会的資源），2）QOL・生命予後・脱水状態の改善など治療目標を明確にしたうえで，想定される利益と不利益を総合的に判断して治療を決める，そして，3）一定の期間をおいて定期的に治療効果を評価するとしている。

（小原弘之）

【文　献】
1) Good P, Cavenagh J, Mather M, et al. Medically assisted hydration for palliative care patients. Cochrane Database Syst Rev 2008 Apr 16；(2)：CD006273
2) Morita T, Hyodo I, Yoshimi T, et al. Association between hydration volume and symptoms in terminally ill cancer patients with abdominal malignancies. Ann Oncol 2005；16：640-7
3) Morita T, Shima Y, Miyashita M, et al. Physician- and nurse-reported effects of intravenous hydration therapy on symptoms of terminally ill patients with cancer. J Palliat Med 2004；7：683-93

臨床疑問 6

輸液の減量は気道分泌による苦痛を軽減するか？

関連する臨床疑問

(1) 生命予後が数日と考えられる，気道分泌による苦痛のある終末期がん患者において，輸液量を 500 mL/日以下に減量または中止することは，しないことに比べて，気道分泌による苦痛を軽減するか？

推奨 6

生命予後が数日と考えられる，気道分泌による苦痛のある終末期がん患者に対して，輸液を行っている場合，気道分泌による苦痛の軽減を目的として，輸液量を 500 mL/日（100〜200 kcal；窒素 0〜2.4 g/日・アミノ酸 0〜15 g/日：中カロリー輸液）以下に減量または中止することを推奨する。

1C（強い推奨，とても低いエビデンスレベル）

解説

終末期がん患者において，唾液や気管の分泌物が過剰に産生される場合や有効な咳反射や嚥下反射ができない場合に，呼吸に伴って不快な音を生じるだけでなく気道分泌による苦痛を，患者や家族に与えることがある。気道分泌による苦痛の治療に関しては，原因に応じて，抗コリン薬，体位の工夫，気道吸引などの看護ケア，抗菌薬などさまざまな治療があるが，一般的に抗コリン薬は死亡直前期の気道分泌を軽減する治療として推奨されている。本ガイドラインでは，輸液と気道分泌について検討する。

気道分泌による患者の苦痛を primary end-point として輸液療法の効果を評価した介入研究はない。死亡直前期の気道分泌を対象として，1つの比較的大規模な多施設前向き観察研究，1つの医療者対象の質問紙調査の結果などが報告されている。

比較的輸液量が少ない患者を対象とした研究では，輸液が気道分泌に及ぼす影響は明確には示されていない。

Morita ら[1]による，腹部または肺原発悪性腫瘍の患者 310 例を対象とした前向き観察研究では，気道分泌による苦痛の発生率は，原発性肺がん，肺炎，嚥下障害と有意に相関し，体液貯留症状（浮腫や胸水の重症度）とは相関しなかった。この研究では，死亡前 24 時間の輸液量の中央値は 700 mL/日，気道分泌による苦痛の発生率は 41％であった。

Morita ら[2]による，解析対象を腹部悪性腫瘍に限定した研究では，死亡前 3 週間の輸液量が 1,000 mL/日以上の群と 1,000 mL/日未満の群を比較した結果，気道分泌による苦痛，気道吸引を要する重篤な気道分泌量の増加の発生率に有意差はなかった。

Ellershaw ら[3]による，輸液を全く受けていない死亡直前のがん患者 82 例を対象としたコホート研究では，血清浸透圧，ナトリウム値，クレアチニン，BUN で定義

した生理学的脱水と気道分泌量の変化に有意な相関はなかった。

　一方，輸液量が比較的多い患者を含む対象の観察では，輸液が気道分泌に与える影響が示唆されている。

　Morita ら[4]による，緩和ケア病棟と一般病棟の171例を対象とした単施設の後向き研究では，緩和ケア病棟に比べて有意に輸液量が多い一般病棟群において，気道分泌による苦痛の発生頻度が有意に高かった（緩和ケア病棟での死亡日輸液量：241±378 mL/日，気道分泌：40％；一般病棟ではそれぞれ 1,458±664 mL/日，72％）。

　Andrews ら[5]は，過剰な水分投与を中止することによって気道分泌による苦痛が緩和された症例を報告した。

　Morita ら[6]による，がん治療・緩和ケアに携わる医師・看護師を対象とした大規模な質問紙調査では，肺がん患者において，輸液による気道分泌による苦痛の悪化を経験しているものは，500～1,000 mL/日では緩和ケア医・看護師では 20～40％，1,500～2,000 mL/日では 37～71％であった（がん治療医ではいずれも 10％未満）。一方，胃がんでは 500～1,000 mL/日では 20％未満，1,500～2,000 mL/日でも緩和ケア医・看護師の 30％であった。また，輸液の減量により気道分泌症状の緩和が得られることをしばしば経験しているものは，緩和ケア医・看護師の 54～70％（肺がん），34～43％（胃がん）であった。

　Miyashita ら[7]による，がん患者に対する終末期輸液に関する医師と看護師の認識を明らかにするために行われた横断的質問紙調査（医師 584 名，看護師 3,328 名；がんセンター 16 施設，緩和ケア病棟 73 施設，一般病院・在宅ケア 4 施設）では，輸液を積極的に行うことで，口渇を緩和することができると考える医師は 43％，看護師は 20％だった（$P<0.0001$）。また，輸液をひかえると，気道の分泌物が減り，咳や痰，呼吸困難が緩和されると考える医師は 52％，看護師は 48％だった（$P<0.08$）。がん患者に対する終末期輸液に関する考え方は医師間，看護師間でコンセンサスが得られておらず，一般病棟と緩和ケア病棟の医師・看護師でも相違がみられた。

＊ ＊

　以上の結果から，輸液量と気道分泌の関係を明らかにした臨床研究は少なく，確実な知見ではないが，次のことが示唆される。①輸液量が比較的多い（例えば 1,500 mL/日以上）場合，輸液量は気道分泌と関係し輸液の減量により気道分泌による苦痛が軽減する可能性がある，②輸液量が比較的少ない（例えば 1,000 mL/日未満）場合，輸液量は気道分泌とあまり関係しない可能性が高い。

　したがって，本ガイドラインでは，生命予後が数日と考えられる終末期がん患者の気道分泌による苦痛の軽減を目的とした場合，輸液量を 500 mL/日以下に減量または中止することを推奨レベル 1C とする。投与薬物のために持続的静脈ルートが必要な場合などでも，1,000 mL/日以下に減量することが望ましいと考えられる。

既存のガイドラインとの整合性

　既存のガイドラインに，終末期がん患者に対する，気道分泌による苦痛の改善目的での輸液療法に関する記載はなかった。

（荒金英樹，池永昌之）

【参考文献】
1) Morita T, Hyodo I, Yoshimi T, et al. Incidence and underlying etiologies of bronchial secretion in terminally ill cancer patients: a multicenter, prospective, observational study. J Pain Symptom Manage 2004; 27: 533-9
2) Morita T, Hyodo I, Yoshimi T, et al. Association between hydration volume and symptoms in terminally ill cancer patients with abdominal malignancies. Ann Oncol 2005; 16: 640-7
3) Ellershaw JE, Sutcliffe JM, Saunders CM. Dehydration and the dying patient. J Pain Symptom Manage 1995; 10: 192-7
4) Morita T, Tsunoda J, Inoue S, et al. The Effect of hydration on death rattle and sensation of thirst in terminally-ill cancer patients. Terminal Care 1998; 8: 227-32
5) Andrews M, Bell ER, Smith SA, et al. Dehydration in terminally ill patients. Is it appropriate palliative care? Postgrad Med 1993; 93: 201-8
6) Morita T, Shima Y, Miyashita M, et al. Physician- and nurse-reported effects of intravenous hydration therapy on symptoms of terminally ill patients with cancer. J Palliat Med 2004; 7: 683-93
7) Miyashita M, Morita T, Shima Y, et al. Physician and nurse attitudes toward artificial hydration for terminally ill cancer patients in Japan: results of 2 nationwide surveys. Am J Hosp Palliat Care 2007; 24: 383-9

臨床疑問 7

輸液はせん妄を改善するか？

関連する臨床疑問

(1) 生命予後が1カ月程度と考えられる，脱水を伴ったせん妄*がある終末期がん患者において，輸液を行うことは，行わないことに比べて，せん妄を改善するか？

(2) 全身状態が悪く生命予後が1～2週間と考えられる，せん妄がある終末期がん患者において，輸液を行うことは，行わないことに比べて，せん妄を改善するか？

*：せん妄
DSM-Ⅳ-TR おける診断基準は下記のとおり。
・注意を集中し，維持し，転導する能力の低下を伴う意識の障害がある。
・認知の変化（記憶欠損，失見当識，言語の障害など），またはすでに進行し，確定され，または進行中の認知症ではうまく説明されない知覚障害の出現。
・短期間のうちに出現し（通常数時間から数日），1日のうちで変動する傾向がある。
・病歴，身体診察，臨床検査所見から，その障害が一般身体疾患の直接的な生理学的結果により引き起こされている。

推奨 7-1

生命予後が1カ月程度と考えられる，脱水を伴ったせん妄がある終末期がん患者に対して，せん妄の改善を目的として，500～1,000 mL/日の輸液を行うことを考慮する。

2B（弱い推奨，低いエビデンスレベル）

推奨 7-2

生命予後が1～2週間と考えられる，せん妄がある終末期がん患者に対して，せん妄の改善を目的とした輸液を行わないことを考慮する。

2C（弱い推奨，とても低いエビデンスレベル）

解説

せん妄は死期が近づくにつれ出現頻度が高くなる。せん妄に対する治療は，原因治療（オピオイドローテーション，高 Ca 血症の補正など），非薬物療法，薬物療法などがあるが，本ガイドラインでは，輸液の効果について検討する。

輸液のせん妄に対する効果をみたものとしては，1つの系統的レビューと3つの無作為化比較試験，複数のコホート研究があり，ここでは，脱水と予後が非常に悪い場合に分けて解説する。

予後を1カ月程度に限定した報告はないが，終末期に脱水が併存する患者に対する輸液療法の効果について，補助的に位置づけることを示唆する研究がある。

Good ら[1]による系統的レビューでは，大規模な質の高い無作為化比較試験はなく，2つの無作為化比較試験と3つの前向きコントロール研究を抽出し，輸液は鎮静・ミオクローヌスを改善し，総合的にみて輸液が役立ったとの認識を高める可能性があるが，胸水・腹水，浮腫など体液貯留の有害事象が生じるかもしれないことを示し，終末期がん患者に対する輸液は推奨できるだけの根拠がないと結論づけた。

Brueraら[2]による，performance statusが3以下の患者が88％を占める軽度から中等度の脱水所見（鎖骨下ツルゴールの低下が2秒以上）と脱水症状（口渇，口腔乾燥，尿量の低下，濃縮尿，BUN/クレアチニン比が20以上）を認める終末期がん患者を対象とした無作為化比較試験では，1,000 mL/日の輸液は100 mL/日の輸液に比較して，全体評価は改善（73％ vs 49％），幻覚は有意差なく（82％ vs 50％），オピオイドの蓄積症状の一つとして考えられるミオクローヌスや鎮静（眠気）はnumeric scoreの改善率に有意差を認めた（ミオクローヌス83％ vs 47％，鎮静83％ vs 33％）。

Lawlorら[3]による，急性期緩和ケア病棟でのコホート研究では，せん妄の病因としての薬物，脱水，感染症，低酸素血症*，代謝障害との関連で，脱水とせん妄の回復可能性との相関は単変量解析では認められたが多変量解析では認められなかった。しかし，薬剤と脱水が原因となっている場合には，薬剤変更や中止と輸液療法がせん妄を改善することがあるとしている。

Moritaら[4]によるコホート研究では，palliative performance scale 26±11の終末期患者では，薬剤は過活動性せん妄の，脱水は低活動性せん妄の独立因子であり，せん妄治療の寛解率は20％であるとしている。

臓器不全を伴うせん妄やperformance statusが低下している場合には，輸液療法によるせん妄の改善は示されていない。また，2つのコホート研究[3,4]において，感染症，低酸素血症，代謝障害（肝不全など）は，せん妄の回復が困難な要因であることが示されている。

Cerchiettiら[5]による，平均生命予後4日のがん患者を対象とした無作為化比較試験では，1,000 mL/日の輸液は，輸液を行わない場合と比較して，せん妄を改善する効果はなかった[2]。

Moritaら[6]による，腹部の終末期がん患者に対する多施設のコホート研究では，死亡前3週間の1,000 mL/日以上の輸液は，患者の過活動型せん妄の出現率に影響しなかった。

Brueraら[7]による，時期が異なる前後比較研究を用いた研究では，複合的介入として認知機能のモニタリングとオピオイドローテーションに加えて輸液を積極的に行ったところ，複合的介入を行う以前の時期に比べて，活動性の認知障害の頻度が低下したことから，この介入は過活動型せん妄の発現を予防する可能性があるとした。しかし，本研究の国内におけるMoritaら[8]の1施設での追試では同等の効果は再現されなかった。

また，Andrewsら[9]の死亡直前の肺がん患者で，輸液と経管栄養の実施により不穏が出現し，輸液の減量により不穏が改善したとの症例報告や，Wallerら[10]の輸液と死亡48時間前の意識とは相関を認めないとの横断研究がある。

＊＊

以上の結果から，生命予後が1カ月程度で，脱水が原因と考えられる場合のせん妄に対して，輸液は蓄積した薬剤の排泄や電解質の補正の付加的な効果を通じて，せん妄を改善する可能性がある程度あると考えられる。また，死亡直前では，輸液によるせん妄の改善効果は乏しいと考えられ，他の治療やケアを考慮する。

したがって，本ガイドラインでは，生命予後が1カ月程度と考えられる，脱水を伴ったせん妄がある終末期がん患者に対して，せん妄の改善を目的として，500～1,000 mL/日の輸液を行うことを推奨レベル2Bとし，生命予後が1～2週間と考え

＊：低酸素血症
血中酸素減少，動脈血中酸素飽和が正常以下であること。
PaO_2：60 Torr以下

られる．せん妄がある終末期がん患者に対して，せん妄の改善を目的とした輸液を行わないことを推奨レベル2Cとする．

既存のガイドラインとの整合性

ESPEN（2009）では，治癒が見込めないがん患者において，水分投与は脱水による混乱をコントロールできるとしているが，予後を区分しての評価はない．

（瀧川千鶴子）

【文　献】

1) Good P, Cavenagh J, Mather M, et al. Medically assisted hydration for palliative care patients. Cochrane Database Syst Rev 2008 Apr 16；(2)：CD006273
2) Bruera E, Sala R, Rico MA, et al. Effects of parenteral hydration in terminally ill cancer patients: a preliminary study. J Clin Oncol 2005；23：2366-71
3) Lawlor PG, Gagnon B, Mancini IL, et al. Occurrence, causes, and outcome of delirium in patients with advanced cancer: a prospective study. Arch Intern Med 2000；160：786-94
4) Morita T, Tei Y, Tsunoda J, et al. Underlying pathologies and their associations with clinical features in terminal delirium of cancer patients. J Pain Symptom Manage 2001；22：997-1006
5) Cerchietti L, Navigante A, Sauri A, et al. Hypodermoclysis for control of dehydration in terminal-stage cancer. Int J Palliat Nurs 2000；6：370-4
6) Morita T, Hyodo I, Yoshimi T, et al. Association between hydration volume and symptoms in terminally ill cancer patients with abdominal malignancies. Ann Oncol 2005；16：640-7

【参考文献】

7) Bruera E, Franco JJ, Maltoni M, et al. Changing pattern of agitated impaired mental status in patients with advanced cancer: Association with cognitive monitoring, hydration, and opioid rotation. J Pain Symptom Manage 1995；10：287-91
8) Morita T, Tei Y, Inoue S. Agitated terminal delirium and association with partial opioid substitution and hydration. J Palliat Med 2003；6：557-63
9) Andrews M, Bell ER, Smith SA, et al. Dehydration in terminally ill patients. Is it appropriate palliative care? Postgrad Med 1993；93：201-3, 206-8
10) Waller A, Hershkowitz M, Adunsky A. The effect of intravenous fluid infusion on blood and urine parameters of hydrationand on state of consciousness in terminal cancer patients. Am J Hosp Palliat Care 1994；11：22-7

▶臨床疑問 8

輸液は倦怠感を改善するか？

関連する臨床疑問

(1) 生命予後が1カ月程度と考えられる，消化管通過障害があり，経口的に十分な水分摂取ができない終末期がん患者において，輸液量を 1,000 mL/日以下にすることは，1,000 mL/日を超える輸液と比べて，倦怠感を改善するか？

(2) 生命予後が1～2週間と考えられる，performance statusが3～4の終末期がん患者において，1,000 mL/日の輸液を行うことは，輸液を行わないことに比べて，倦怠感を改善するか？

推奨 8-1

生命予後が1カ月程度と考えられる，消化管通過障害があり，経口的に十分な水分摂取ができない performance status が1～2の終末期がん患者に対して，倦怠感の改善を目的として，

①500～1,000 mL/日（100～400 kcal/日；窒素 0～4.8 g/日・アミノ酸 0～30 g/日）の維持輸液（中カロリー輸液）を行うことを推奨する。
　1C（強い推奨，とても低いエビデンスレベル）

②1,000～1,500 mL/日（500～1,200 kcal/日；窒素 2.4～7.2 g/日・アミノ酸 15～45 g/日）の維持輸液（高カロリー輸液）を行うことを考慮する。
　2C（弱い推奨，とても低いエビデンスレベル）

推奨 8-2

生命予後が1～2週間と考えられる，performance status が3～4の終末期がん患者に対して，倦怠感の改善を目的とした輸液を行わないことを推奨する。
　1C（強い推奨，とても低いエビデンスレベル）

解 説

倦怠感を含む患者の苦痛の緩和を primary end-point として輸液療法の効果を評価した介入研究は，1つの無作為化比較試験（ただし輸液単独の介入ではない）と，3つの倦怠感を含む QOL 調査票を用いた前後比較試験がある。

King ら[1]による，短腸症候群や放射線性腸炎を含む婦人科悪性腫瘍患者に対して在宅経静脈栄養を行った研究では，特に Karnofsky performance status が 40 以上の患者において，倦怠感が改善した。

Bozzetti ら[2]による，倦怠感を含む QOL 尺度を用いた前後比較試験では，1～3カ

月以上生存していた患者においてはQOLが維持されていた（倦怠感のみの解析は行われていない）。さらに，比較的生存期間の長い進行がん患者において，早期からの経静脈栄養を経口摂取に加えることにより，QOL（倦怠感を含む）が改善した。

一方，Brueraら[3]による，さまざまな原因のために軽度から中等度の脱水症状を示した，より全身状態の悪化している患者を含む（performance status 3〜4が49%）無作為化比較試験では，1,000 mL/日の維持輸液は，100 mL/日の輸液と比較して，倦怠感の改善に有意な差はなかった。

＊＊

以上の結果から，輸液と倦怠感についての臨床研究はほとんどないが，次のことが示唆される。①経口的に水分摂取が十分にできない患者のうち，1〜2カ月以上の予後が見込まれ，performance status の低下が認められない場合には，輸液療法が倦怠感を改善させる可能性がある。②死亡が1〜2週間以内に生じることが明らかで performance status の低下した患者においては，輸液療法単独で倦怠感を改善する可能性は低い。

したがって，本ガイドラインでは，生命予後が1カ月程度と考えられる，消化管通過障害があり，経口的に十分な水分摂取ができない performance status が1〜2の終末期がん患者に対して，倦怠感の改善を目的として，500〜1,000 mL/日の維持輸液（中カロリー輸液）を行うことを推奨レベル1Cとし，1,000〜1,500 mL/日の維持輸液（高カロリー輸液）を行うことを推奨レベル2Cとする。一方，生命予後が1〜2週間と考えられる，performance status が3〜4の患者の場合には，輸液療法単独による倦怠感の改善は期待できないため，輸液を行わないことを推奨レベル1Cとする。

既存のガイドラインとの整合性

既存のガイドラインに，倦怠感のある終末期がん患者に対する，輸液療法に関する記載はなかった。

（祖父江和哉）

【文 献】
1) King LA, Carson LF, Konstantinides N, et al. Outcome assessment of home parenteral nutrition in patients with gynecologic malignancies: what have we learned in a decade of experience? Gynecol Oncol 1993 ; 51 : 377-82
2) Bozzetti F, Cozzaglio L, Biganzoli E, et al. Quality of life and length of survival in advanced cancer patients on home parenteral nutrition. Clin Nutr 2002 ; 21 : 281-8
3) Bruera E, Sala R, Rico MA, et al. Effects of parenteral hydration in terminally ill cancer patients: a preliminary study. J Clin Oncol 2005 ; 23 : 2366-71

▶臨床疑問 9

輸液は浮腫による苦痛を悪化するか？
輸液の減量は浮腫による苦痛を軽減するか？

関連する臨床疑問

(1) 生命予後が1カ月程度と考えられる，浮腫による苦痛がない終末期がん患者において，輸液量を1,000 mL/日以上にすることは，1,000 mL/日未満とすることに比べて，浮腫による苦痛を悪化するか？

(2) 生命予後が1カ月程度と考えられる，浮腫による苦痛がある終末期がん患者において，輸液量を1,000 mL/日未満にすることは，1,000 mL/日以上とすることに比べて，浮腫による苦痛を軽減するか？

推奨 9-1

生命予後が1カ月程度と考えられる，浮腫による苦痛がない終末期がん患者に対して，浮腫による苦痛を悪化させない目的で，輸液量を1,000 mL/日未満とすることを推奨する。

1B（強い推奨，低いエビデンスレベル）

推奨 9-2

生命予後が1カ月程度と考えられる，浮腫による苦痛がある終末期がん患者に対して，浮腫による苦痛を軽減させる目的で，輸液量を1,000 mL/日未満とすることを推奨する。

1C（強い推奨，とても低いエビデンスレベル）

解 説

浮腫の治療に関しては，原因に応じて，利尿薬，理学療法，血管の圧迫に対する放射線・ステント治療などさまざまな方法があるが，本ガイドラインでは，輸液と浮腫について検討する。

本臨床疑問に関する臨床研究としては，系統的レビューが1件あり，比較的大規模な多施設前向き観察研究，医療者対象の質問紙調査などがあるが，浮腫による苦痛の緩和を primary end-point として輸液療法の効果を評価した介入研究はない。

Good ら[1]による系統的レビューでは，大規模な質の高い無作為化比較試験はなく，2つの無作為化比較試験と3つの前向きコントロール研究を抽出し，輸液は鎮静・ミオクローヌスを改善し，総合的にみて輸液が役立ったとの認識を高める可能性があるが，胸水・腹水，浮腫など体液貯留の有害事象が生じるかもしれないことを示し，終末期がん患者に対する輸液は推奨できるだけの根拠がないと結論づけた。

Musgrave ら[2]による，生命予後10日以下の患者19例を対象とした観察研究で

は，投与された500〜3,000 mL/日の輸液量と浮腫の程度に相関はなかった。

一方，Moritaら[3]は，より早期の患者を対象とした検討を行っている。腹部原発の終末期がん患者における輸液量と浮腫の関連を探索した多施設の前向き観察研究において，performance status≧3の患者を80％含む226例に対して浮腫の身体所見の重症度を比較したところ，死亡前3週間と1週間に1,000 mL/日以上の輸液を受けた患者群は，1,000 mL/日未満の群と比較して浮腫の有意な悪化が認められた。この研究の2次分析において，水分出納バランスと浮腫の程度について検討しているが，両者に相関はなかった[4]。これらのことから，浮腫の重症度は輸液量の出納バランスでなく，絶対量と関係していることが示唆された。

Moritaら[5]による病態的な探索研究では，生命予後6カ月以内の消化管閉塞のあるがん患者に500〜1,000 mL/日の輸液を行ったところ7例中5例で浮腫の悪化を認めており，その経過中にレニン活性（PRA）と脳性ナトリウム利尿ペプチド（BNP）を各々2回測定した結果，有意にPRAが増加しBNPが減少していた。すなわち，輸液によっても血管内脱水は改善せず，体液貯留症状が悪化していたと考えられる。言い換えれば，輸液を行っても水分がサードスペースに移動するために有効に循環血液量が維持されない可能性が示唆された。

Moritaら[6]による，本邦のがん治療従事者を対象とした質問紙調査では，悪液質を合併した肺がん患者に対して，500〜1,000 mL/日の輸液により浮腫が悪化した経験がしばしばあると回答したものは，がん治療医の13％，がん治療病棟の看護師37％，緩和ケア医の41％，緩和ケア病棟看護師50％であり，1,500〜2,000 mL/日の輸液ではそれぞれ29％，54％，82％，71％であった。消化管閉塞を合併した胃がん患者に対して，500〜1,000 mL/日の輸液により浮腫の悪化を経験したと回答したものは，7.3％，21％，19％，27％であり，1,500〜2,000 mL/日の輸液では29％，39％，64％，50％であった。

一方，すでにある浮腫による苦痛を緩和することをprimary end-pointとした輸液療法の効果を評価した介入研究はなく，症例報告と医療者を対象とした質問紙調査のみである。

Andrewsら[7]は症例報告において，顔面，頸部の浮腫のために気管切開口も閉塞気味となり，顔貌も変容した患者に対し人工的水分補給を中止したところ，浮腫が軽減し，呼吸は楽になり，顔貌も以前のように戻ったと述べている。

Moritaら[6]による，本邦のがん治療従事者を対象とした質問紙調査では，がん治療医の半数以上，緩和ケア医の3分の2以上が終末期がん患者の輸液をしばしば減らすことがあると回答しており，輸液の減量により浮腫が改善することをしばしば体験するとの回答は肺がんではがん治療医18％，がん治療病棟の看護師16％，緩和ケア医70％，緩和ケア病棟看護師51％，胃がんではそれぞれ19％，13％，56％，32％であった。

＊＊

以上の結果から，1,000 mL/日以上の輸液は浮腫を悪化させる可能性がある。また，浮腫による苦痛を軽減するために，輸液量を減量することは有効である可能性が示唆される。

したがって，本ガイドラインでは，生命予後が1カ月程度と考えられる，浮腫による苦痛がない終末期がん患者に対して，輸液量を1,000 mL/日未満にすることは

今後の浮腫による苦痛を最小限にとどめることができると考え，推奨レベル 1B とする．また，生命予後が 1 カ月程度と考えられる，浮腫による苦痛がある終末期がん患者に対して，輸液の減量による症状緩和効果を直接みた研究はないが，減量により苦痛の軽減がしばしばみられるという臨床家の観察などから，輸液量を 1,000 mL/日未満とすることを推奨レベル 1C とする．

既存のガイドラインとの整合性

EAPC（1996）では，人工的水分・栄養補給についての望ましい意思決定過程として 3 つのステップを提案し，1）意思決定に必要な 8 領域の評価を行う（①全身状態，②苦痛，③予測される生命予後，④脱水・体液過剰，栄養状態，⑤栄養摂取量，⑥心理状態，⑦消化管の状態・投与経路，⑧治療に必要な社会的資源），2）QOL・生命予後・脱水状態の改善など治療目標を明確にしたうえで，想定される利益と不利益を総合的に判断して治療を決める．そして，3）一定の期間をおいて定期的に治療効果を評価するとしている．

（池垣淳一）

【文　献】

1) Good P, Cavenagh J, Mather M, et al. Medically assisted hydration for palliative care patients. Cochrane Database Syst Rev 2008 Apr 16；(2)：CD006273
3) Morita T, Hyodo I, Yoshimi T, et al. Association between hydration volume and symptoms in terminally ill cancer patients with abdominal malignancies. Ann Oncol 2005；16：640-7
4) Morita T, Hyodo I, Yoshimi T, et al. Artificial hydration therapy, laboratory findings, and fluid balance in terminally ill patients with abdominal malignancies. J Pain Symptom Manage 2006；31：130-9

【参考文献】

2) Musgrave CF, Bartal N, Opsted J. The Sensation of thirst in dying patients receiving i.v. hydration. J Palliat Care 1995；11：17-21
5) Morita T, Tei Y, Inoue S, et al. Fluid status of terminally ill cancer patients with intestinal obstruction: an exploratory observational study. Support Care Cancer 2002；10：474-9
6) Morita T, Shima Y, Miyashita M, et al. Physician- and nurse-reported effects of intravenous hydration therapy on symptoms of terminally ill patients with cancer. J Palliat Med 2004；7：683-93
7) Andrews M, Bell ER, Smith SA, et al. Dehydration in terminally ill patients. Is it appropriate palliative care? Postgrad Med 1993；93：201-3, 206-8

2 生命予後

▶臨床疑問 10

輸液は消化管閉塞のある終末期がん患者の生命予後を延長するか？
輸液の減量は体液貯留症状のあるがん性腹膜炎患者の生命予後を短縮するか？

関連する臨床疑問

(1) がん性腹膜炎による消化管閉塞のために経口的に水分摂取ができない終末期がん患者において，performance status が1〜2で体液貯留症状がない場合，輸液量を 1,000 mL/日以上にすることは，1,000 mL/日未満とすることに比べて，生命予後を延長するか？

(2) がん性腹膜炎による消化管閉塞のために経口的に水分摂取ができない終末期がん患者において，performance status が3〜4で腹水や浮腫などの体液貯留症状がある場合，輸液量を 1,000 mL/日未満にすることは，1,000 mL/日以上とすることに比べて，生命予後を短縮するか？

推奨 10-1

生命予後が1カ月程度と考えられる，がん性腹膜炎による消化管閉塞のために経口的に水分摂取ができない終末期がん患者に対して，performance status が1〜2で体液貯留症状がない場合，生命予後の延長を目的として，1,000〜1,500 mL/日（200〜1,200 kcal/日；窒素 0〜7.2 g/日・アミノ酸 0〜45 g/日）の維持輸液（中・高カロリー輸液）を行うことを考慮する。
2C（弱い推奨，とても低いエビデンスレベル）

推奨 10-2

生命予後が1カ月程度と考えられる，がん性腹膜炎による消化管閉塞のために経口的に水分摂取ができない終末期がん患者に対して，performance status が3〜4で腹水や浮腫などの体液貯留症状がある場合，生命予後の延長を目的として，500〜1,000 mL/日（100〜400 kcal/日；窒素 0〜4.8 g/日・アミノ酸 0〜30 g/日）の維持輸液（中カロリー輸液）を行うことを推奨する。
1C（強い推奨，とても低いエビデンスレベル）

解説

本臨床疑問に関する臨床研究としては，抗がん治療を受けていない，消化管閉塞

を来した終末期がん患者を対象に生命予後を primary end-point として輸液療法の効果を評価した介入研究はない。しかし，複数の症例報告[1-3]や観察研究[4-14]において，輸液療法が生命予後の延長と QOL の維持に有用な場合があることが示されている。これらの観察研究では，対象患者の生命予後の中央値は 30〜150 日[4-14]であり，高カロリー輸液（1,300〜2,000 kcal/日[5,7,10,13,14]）の適応基準として，予測される生命予後が「2 週〜3 カ月」[4]，「2〜3 カ月」[11]，「3 カ月以上」[10,14]，「1 年以上」[12]，あるいは，「Karnofsky performance status が 40〜60 以上」[10,13,14]としている。

例えば，Pasanisi ら[9]による，消化管閉塞患者を対象として死亡数日前まで高カロリー輸液を施行し，生存期間が 3 カ月以上と 3 カ月未満に分けて属性を比較した前向き観察研究では，3 カ月以上生存群で，年齢が若く，アルブミン，ヘモグロビン，コレステロールが高かった。多変量解析ではアルブミンと Karnofsky performance status 60 以上が独立した予後因子だった。

Bozzetti ら[13]による，治癒不能の消化管閉塞患者を主たる対象として在宅経静脈栄養が QOL と生存期間に与える効果をみた前向き観察研究では，対象患者の平均生存期間は 4 カ月であり，死亡の 2〜3 カ月前まで QOL の改善・維持効果が認められた。また，高カロリー輸液開始時の患者の Karnofsky performance status が 50 以上であるときは有意に生存期間が長いことが示唆された。

以上の報告からは，生命予後が 2〜3 カ月以上期待できる，Karnofsky performance status が 40 以上，performance status が 0〜2 の患者では，高カロリー輸液が有用な場合があることが示唆される。しかし，上記の研究は，生命予後が 1 カ月の患者のみに対象を限定したものでない。

また，Morita ら[15]による前向き観察研究では，1,000 mL/日以上の輸液を行った群は 1,000 mL/日未満の群に比べて，脱水症状を示唆するスコアは低いが，浮腫，胸水，腹水，気道分泌などの体液貯留症状を増悪する可能性があるとしている。一般的に終末期がん患者に高カロリー輸液を施行する場合，血糖や電解質などをモニタリングし，高血糖や電解質異常が生じた場合には，高カロリー輸液の適応ではないと判断するべきである。

* *

以上の結果から総合的に判断して，消化管閉塞のある終末期がん患者に対する輸液療法が生命予後を延長するか否かについての明確な根拠はないが，次のことが示唆される。

Performance status の低下や体液貯留症状を認めない患者では，①輸液を行わないことや同量の維持輸液と比較して，1,500 mL/日（1,000 kcal/日，窒素 5 g/日）程度あるいは患者の活動量に見合った高カロリー輸液を行うことは生命予後を延長する可能性がある。また，②輸液を行わない場合と比較して，維持輸液は脱水を改善することにより生命予後を延長する可能性がある。

したがって，本ガイドラインでは，生命予後の延長を目的とする場合，1,000〜1,500 mL/日の維持輸液（中・高カロリー輸液）を行うことを推奨レベル 2C とする。

一方，performance status の低下や体液貯留症状を来している患者では，高カロリー輸液が生命予後の延長に寄与する可能性は低いが，輸液を行うことは，輸液を行わないことに比較して，脱水の改善を通じて生命予後を延長する可能性がある。

したがって，本ガイドラインでは，生命予後の延長を目的とする場合，500〜1,000

mL/日の維持輸液（中カロリー輸液）を行うことを推奨レベル1Cとする。

既存のガイドラインとの整合性

　既存のガイドラインに，消化管閉塞のある終末期がん患者における，輸液と生命予後の関係に関する記載はなかった。

　ASPEN（2001）では，注意深く対象を吟味した場合には，在宅経静脈栄養（HPN）は生命予後とQOLを向上させる。適応は，1）セルフケアが可能，2）予測される生命予後が40〜60日以上，3）社会的・経済的資源がある，4）低侵襲な他の内科的治療が無効としている。

　NCPC（1994）では，エビデンスは限られているが，死期が迫っている患者では，輸液療法は生命予後の延長にも苦痛緩和にも貢献しないとしている。

　EAPC（1996）では，人工的水分・栄養補給についての望ましい意思決定過程として3つのステップを提案し，1）意思決定に必要な8領域の評価を行う（①全身状態，②苦痛，③予測される生命予後，④脱水・体液過剰，栄養状態，⑤栄養摂取量，⑥心理状態，⑦消化管の状態・投与経路，⑧治療に必要な社会的資源），2）QOL・生命予後・脱水状態の改善など治療目標を明確にしたうえで，想定される利益と不利益を総合的に判断して治療を決める，そして，3）一定の期間をおいて定期的に治療効果を評価するとしている。

　FNCLCC（2003）では，人工的栄養補給・経静脈栄養は，生命予後が3カ月以下であると考えられる患者，あるいは，Karnofsky performance statusが50以下・performance statusが3以上の患者に対しては，妥当ではないとしている。

　ESPEN（2006, 2009）では，低栄養は，QOLとADLを低下し，がん治療の副作用増加や反応性低下を生じ，生存率を短縮する。ただし，因果関係は必ずしも確立されていない。経静脈栄養の適応は，経腸栄養が使えない，2〜3カ月以上の生存期間，performance statusあるいはQOL改善が期待できる，患者が希望する場合に限るとしている。

　ASPEN（2009）では，注意深く対象を吟味した場合には，HPNは生命予後とQOLを向上させる。適応は，1）セルフケアが可能，2）予測される生命予後が40〜60日以上，3）社会的・経済的資源がある，4）低侵襲な他の内科的治療（薬物療法，経腸栄養）が無効なときとしている。体重減少と摂食量が減少した終末期がん患者への夜間HPNは，エネルギーバランス，生存率，最大運動能力改善に有効性を示し，消化器症状を抑制する効果より生存率，QOLの改善に有効性を示すとしている。

（木澤義之）

【文　献】

1) Moley JF, August D, Norton JA, et al. Home parenteral nutrition for patients with advanced intraperitoneal cancers and gastrointestinal dysfunction. J Surg Oncol 1986；33：186-9
2) Chapman C, Bosscher J, Remmenga S, et al. A technique for managing terminally ill ovarian carcinoma patients. Gynecol Oncol 1991；41：88-91
3) Philip J, Depczynski B. The role of total parenteral nutrition for patients with irreversible bowel obstruction secondary to gynecological malignancy. J Pain Symptom Manage 1997；13：104-11
4) Gemlo B, Rayner AA, Lewis B, et al. Home support of patients with end-stage malignant

bowel obstruction using hydration and venting gastrostomy. Am J Surg 1986；152：100-4
5) August DA, Thorn D, Fisher RL, et al. Home parenteral nutrition for patients with inoperable malignant bowel obstruction. JPEN J Parenter Enteral Nutr 1991；15：323-7
6) King LA, Carson LF, Konstantinides N, et al. Outcome assessment of home parenteral nutrition in patients with gynecologic malignancies; what have we learned in a decade of experience? Gynecol Oncol 1993；51：377-82
7) Mercadante S. Parenteral nutrition at home in advanced cancer patients. J Pain Symptom Manage 1995；10：476-80
8) Pironi L, Ruggeri E, Tanneberger S, et al. Home artificial nutrition in advanced cancer. J R Soc Med 1997；90：597-603
9) Pasanisi F, Orban A, Scalfi L, et al. Predictors of survival in terminal-cancer patients with irreversible bowel obstruction receiving home parenteral nutrition. Nutrition 2001；17：581-4
10) Bozzetti F, Cozzaglio L, Biganzoli E, et al. Quality of life and length of survival in advanced cancer patients on home parenteral nutrition. Clin Nutr 2002；21：281-8
11) Duerksen DR, Ting E, Thomson P, et al. Is there a role for TPN in terminally ill patients with bowel obstruction? Nutrition 2004；20：760-3
12) Hoda D, Jatoi A, Burnes J, et al. Should patients with advanced, incurable cancers ever be sent home with total parenteral nutrition? A Single institution's 20-year experience. Cancer 2005；103：863-8
13) Bozzetti F, Cozzaglio L, Biganzoli E, et al. Quality of life and length of survival in advanced cancer patients on home parenteral nutrition. Clin Nutr 2002；21：281-8
14) Cozzaglio L, Balzola F, Cosentino F, et al. Outcome of cancer patients receiving home parenteral nutrition. Italian Society of Parenteral and Enteral Nutrition (S. I. N. P. E.). JPEN J Parenter Enteral Nutr 1997；21：339-42
15) Morita T, Hyodo I, Yoshimi T, et al. Association between hydration volume and symptoms interminally ill cancer patients with abdominal malignancies. Ann Oncol 2005；16：640-7

臨床疑問 11

輸液はがん悪液質を認める患者の生命予後を延長するか？

関連する臨床疑問

(1) 生命予後が1カ月程度と考えられる，経口的に水分摂取は可能だが，がん悪液質による食思不振のため栄養摂取が低下している消化管閉塞症状のない終末期がん患者において，輸液を行うことは生命予後を延長するか？

(2) 生命予後が1〜2週間と考えられる，経口的な水分摂取が著しく減少している消化管閉塞症状のない終末期がん患者において，輸液を行うことは生命予後を延長するか？

推奨 11-1

生命予後が1カ月程度と考えられる，経口的に水分摂取は可能だが，がん悪液質による食思不振のため栄養摂取が低下している消化管閉塞症状のない終末期がん患者に対して，生命予後の延長を目的とした輸液を行わないことを推奨する。

1B（強い推奨，低いエビデンスレベル）

推奨 11-2

生命予後が1〜2週間と考えられる，経口的な水分摂取が著しく減少している消化管閉塞症状のない終末期がん患者に対して，生命予後の延長を目的とした輸液を行わないことを推奨する。

1B（強い推奨，低いエビデンスレベル）

解説

EPCRC（2011）では，がん悪液質とは，従来の栄養サポートで改善することは困難で，進行性の機能障害をもたらし，（脂肪組織の減少の有無にかかわらず）著しい筋組織の減少を特徴とする複合的な代謝障害症候群である。病態生理学的には，経口摂取の減少と代謝異常による負の蛋白，エネルギーバランスを特徴とする，と定義されている。

本臨床疑問に関する臨床研究としては，悪液質の有無により生命予後の延長を primary end-point として評価した研究はない。

終末期がん患者を対象とした在宅経静脈栄養に関する研究[1-5]では，高カロリー輸液の利益を得ている病態の多くは消化管閉塞を伴っており，患者に対する輸液の効果はごく限られていることが推測される。また，これらの研究は，いずれも生命予後が1カ月程度の患者のみに対象を限定されず，対照群と比較して生命予後を検討したものではない。

一方で，消化管閉塞症状のないがん患者では，摂取量はともかく，終末期まで経口摂取が可能なことが多い。栄養補給にあたっては，摂取量が少量であっても経静脈栄養より経口的な栄養管理が推奨される。むしろ経口摂取量を改善させるためのケアを中心とした経口摂取の工夫が試みられるべきである[6,7]。したがって，経口的に水分摂取が可能な悪液質を伴う終末期がん患者に対し，生命予後を延長することを目的とした輸液は推奨されない。

　Morita ら[8]による前向き観察研究では，死亡前3週間に1,000 mL/日以上の輸液を行ったほうが行わなかった場合よりも，理学的脱水所見の増悪が少ないが，体液貯留症状を増悪する可能性があるとしている。したがって，生命予後が1～2週間で水分摂取がほとんどできなくなった消化管閉塞症状のない終末期がん患者を対象として，輸液が生命予後に与える影響を明らかにした研究やレポートはないが，輸液による症状の増悪ならびに代謝異常を来す可能性を考慮すると，輸液を行わないことが推奨される。

＊＊

　以上の結果から，生命予後が1カ月程度と考えられる，経口的に水分摂取は可能だが，がん悪液質による食欲不振のため栄養摂取が低下している消化管閉塞症状のない終末期がん患者に対しては，経口摂取量を改善させるためのケアを中心とした経口摂取の工夫を試み，生命予後の延長を目的に輸液を行うことは推奨されない。生命予後が1～2週間と見込まれる時期には，輸液による体液貯留症状の悪化を来す可能性が高いため，輸液を行わないことを推奨する。また，高カロリー輸液についても，生命予後が1～2週間と見込まれる時期にカロリーの補給が生命予後を延長する根拠はない一方で，代謝性の合併症を生じる可能性が高いと考えられる。

　したがって，本ガイドラインでは，生命予後が1カ月程度と考えられる，経口的に水分摂取は可能だが，がん悪液質による食思不振のため栄養摂取が低下している消化管閉塞のない終末期がん患者に対して，生命予後の延長を目的とした輸液を行わないことを推奨レベル1Bとする。また，生命予後が1～2週間と考えられる，経口的な水分摂取が著しく減少している消化管閉塞症状のない終末期がん患者に対して，生命予後の延長を目的とした輸液を行わないことを推奨レベル1Bとする。

既存のガイドラインとの整合性

　既存のガイドラインに，消化管閉塞のない終末期がん患者における，輸液と生命予後の関係に関する記載はなかった。

　ASPEN（2001）では，注意深く対象を吟味した場合には，在宅経静脈栄養（HPN）は生命予後とQOLを向上させる。適応は，1）セルフケアが可能，2）予測される生命予後が40～60日以上，3）社会的・経済的資源がある，4）低侵襲な他の内科的治療が無効としている。

　NCPC（1994）では，エビデンスは限られているが，死期が迫っている患者では，輸液療法は生命予後の延長にも苦痛緩和にも貢献しないとしている。

　EAPC（1996）では，人工的水分・栄養補給についての望ましい意思決定過程として3つのステップを提案し，1）意思決定に必要な8領域の評価を行う（①全身状態，②苦痛，③予測される生命予後，④脱水・体液過剰，栄養状態，⑤栄養摂取量，⑥心理状態，⑦消化管の状態・投与経路，⑧治療に必要な社会的資源），2）QOL・

生命予後・脱水状態の改善など治療目標を明確にしたうえで，想定される利益と不利益を総合的に判断して治療を決める．そして，3）一定の期間をおいて定期的に治療効果を評価するとしている．

　FNCLCC（2003）では，人工的栄養補給・経静脈栄養は，生命予後が3カ月以下であると考えられる患者，あるいは，Karnofsky performance status が50以下・performance status が3以上の患者に対しては，妥当ではないとしている．

　ESPEN（2006，2009）では，低栄養は，QOLとADLを低下し，がん治療の副作用増加や反応性低下を生じ，生存率を短縮する．ただし，因果関係は必ずしも確立されていない．経静脈栄養の適応は，経腸栄養が使えない，2～3カ月以上の生存期間，performance status あるいはQOL改善が期待できる，患者が希望する場合に限るとしている．

　ASPEN（2009）では，注意深く対象を吟味した場合には，HPNは生命予後とQOLを向上させる．適応は，1）セルフケアが可能，2）予測される生命予後が40～60日以上，3）社会的・経済的資源がある，4）低侵襲な他の内科的治療（薬物療法，経腸栄養）が無効なときとしている．体重減少と摂食量が減少した終末期がん患者への夜間HPNは，エネルギーバランス，生存率，最大運動能力改善に有効性を示し，消化器症状を抑制する効果より生存率，QOLの改善に有効性を示すとしている．

　EPCRC（2011）では，がん悪液質とは，従来の栄養サポートで改善することは困難で，進行性の機能障害をもたらし，（脂肪組織の減少の有無にかかわらず）著しい筋組織の減少を特徴とする複合的な代謝障害症候群である．病態生理学的には，経口摂取の減少と代謝異常による負の蛋白，エネルギーバランスを特徴とする，と定義されている．

（田村洋一郎）

【文　献】

1) August DA, Thorn D, Fisher RL, et al. Home parenteral nutrition for patients with inoperable malignant bowel obstruction. JPEN J Parenter Enteral Nutr 1991；15：323-7
2) Mercadante S. Parenteral nutrition at home in advanced cancer patients. J Pain Symptom Manage 1995；10：476-80
3) Pasanisi F, Orban A, Scalfi L, et al. Predictors of survival in terminal-cancer patients with irreversible bowel obstruction receiving home parenteral nutrition. Nutrition 2001；17：581-4
4) Bozzetti F, Cozzaglio L, Biganzoli E, et al. Quality of life and length of survival in advanced cancer patients on home parenteral nutrition. Clin Nutr 2002；21：281-8
5) Duerksen DR, Ting E, Thomson P, et al. Is there a role for TPN in terminally ill patients with bowel obstruction? Nutrition 2004；20：760-3
6) Biswas B, Dunphy K, Ellershaw J, et al. Ethical decision-making in palliative care：artificial hydration for people who are terminally ill. National Council for Hospice and Specialist Palliative Care Services, 1994
7) Ripamonti C, Twycross R, Baines M, et al；Working Group of the European Association for Palliative Care. Clinical-practice recommendations for the management of bowel obstruction in patients with end-stage cancer. Support Care Cancer 2001；9：223-33
8) Morita T, Hyodo I, Yoshimi T, et al. Association between hydration volume and symptoms interminally ill cancer patients with abdominal malignancies. Ann Oncol 2005；16：640-7

臨床疑問 12

輸液は臓器不全のある終末期がん患者の生命予後を延長するか？

関連する臨床疑問

(1) 不可逆性の肝不全のために生命予後が1週間以下と考えられる終末期がん患者において，1,000 mL/日の輸液を行うことは，輸液を行わないことに比べて，生命予後を延長するか？

(2) 不可逆性の呼吸不全のために生命予後が1週間以下と考えられる終末期がん患者において，1,000 mL/日の輸液を行うことは，輸液を行わないことに比べて，生命予後を延長するか？

推奨 12-1

不可逆性の肝不全のために生命予後が1週間以下と考えられる終末期がん患者に対して，生命予後の延長を目的とした輸液を行わないことを推奨する。
1C（強い推奨，とても低いエビデンスレベル）

推奨 12-2

不可逆性の呼吸不全のために生命予後が1週間以下と考えられる終末期がん患者に対して，生命予後の延長を目的とした輸液を行わないことを推奨する。
1C（強い推奨，とても低いエビデンスレベル）

解説

本臨床疑問に関する臨床研究としては，臓器不全のある終末期がん患者を対象として生命予後の延長をprimary end-pointとして評価した研究はない。

Chiuら[1]による，輸液が予後に与える影響を調べた小規模なコホート研究では，緩和ケア病棟に入院時・死亡2日前の輸液の有無は生存期間に影響しなかった。Cerchiettiら[2]による，症状緩和を目的とした無作為化比較試験では，水分摂取が50 mL以下の患者に皮下輸液1,000 mL/日行った群，行わなかった群のいずれも生命予後は平均4日であった。これらの知見から，生命に関わるような不可逆性の臓器不全を伴った全身状態では，輸液の有無により生命予後は大きな影響を受けない可能性が示唆される。Moritaら[3]による前向き観察研究では，死亡前3週間に1,000 mL/日以上の輸液を行ったほうが行わなかった場合よりも理学的脱水所見の増悪が少ないが，死亡が近づくにつれて，体液貯留症状を伴った脱水は進行した。

＊＊

以上の結果から，不可逆性の臓器不全のために生命予後が1週間以下と考えられる終末期がん患者において，生命予後の延長を目的として，輸液を開始することは

無効である可能性が高いことに比して，体液貯留に伴う苦痛をもたらす可能性が高いと考えられる。

したがって，本ガイドラインでは，不可逆性の臓器不全のために生命予後が1週間以下と考えられる終末期がん患者に対して，生命予後の延長目的では輸液を開始しないことを推奨する（推奨レベル1C）。しかし，この場合，輸液という行為自体が患者や家族の希望を支えていることもあり，患者・家族の意向を十分に汲み取ることが必要である。

既存のガイドラインとの整合性

既存のガイドラインに，臓器不全のある終末期がん患者に対する，生命予後の延長目的での輸液に関する記載はなかった。

ASPEN（2001）では，注意深く対象を吟味した場合には，在宅経静脈栄養（HPN）は生命予後とQOLを向上させる。適応は，1）セルフケアが可能，2）予測される生命予後が40～60日以上，3）社会的・経済的資源がある，4）低侵襲な他の内科的治療が無効としている。

NCPC（1994）では，エビデンスは限られているが，死期が迫っている患者では，輸液療法は生命予後の延長にも苦痛緩和にも貢献しないとしている。

EAPC（1996）では，人工的水分・栄養補給についての望ましい意思決定過程として3つのステップを提案し，1）意思決定に必要な8領域の評価を行う（①全身状態，②苦痛，③予測される生命予後，④脱水・体液過剰，栄養状態，⑤栄養摂取量，⑥心理状態，⑦消化管の状態・投与経路，⑧治療に必要な社会的資源），2）QOL・生命予後・脱水状態の改善など治療目標を明確にしたうえで，想定される利益と不利益を総合的に判断して治療を決める，そして，3）一定の期間をおいて定期的に治療効果を評価するとしている。

FNCLCC（2003）では，人工的栄養補給・経静脈栄養は，生命予後が3カ月以下であると考えられる患者，あるいは，Karnofsky performance statusが50以下・performance statusが3以上の患者に対しては，妥当ではないとしている。

ESPEN（2006, 2009）では，低栄養は，QOLとADLを低下し，がん治療の副作用増加や反応性低下を生じ，生存率を短縮する。ただし，因果関係は必ずしも確立されていない。経静脈栄養の適応は，経腸栄養が使えない，2～3カ月以上の生存期間，performance statusあるいはQOL改善が期待できる，患者が希望する場合に限るとしている。

ASPEN（2001, 2009）では，終末期がん患者において，緩和目的の人工的栄養補給が適応となることはめったにないとされている。

（須賀昭彦）

【文 献】

1) Chiu TY, Hu WY, Chuang RB, et al. Nutrition and hydration for terminal cancer patients in Taiwan. Support Care Cancer 2002；10：630-6
2) Cerchietti L, Navigante A, Sauri A, et al. Hypodermoclysis for control of dehydration in terminal-stage cancer. Int J Palliat Nurs 2000；6：370-4
3) Morita T, Hyodo I, Yoshimi T, et al. Association between hydration volume and symptoms in terminally ill cancer patients with abdominal malignancies. Ann Oncol 2005；16：640-7

2 精神面・生活への影響

▶臨床疑問13

患者・家族が輸液を行う・行わない・中止することに関して感じる不安への適切なケアは何か？

推奨13

❶ 患者・家族へのケア

▶評　価
- 不安の程度や内容を把握する。
- 患者・家族の病状認識，輸液・栄養・食事に関する知識，経験，信念，希望を把握する。
- 患者の経口摂取状況や，身体症状（口渇，嘔気・嘔吐，痛み，せん妄など）を把握する。

[コミュニケーション例]

●患者の不安を把握する
「最近お食事を口から摂るのが難しくなっているようですが，そのことで何かお考えになっていることはありますか／ご心配なこと（気になっていること）はありませんか？」

●家族の不安を把握する
「○○さんのお食事や水分の摂取量について何かご心配なことはありませんか？例えば，今日みたいに何も召し上がらないとき，そばで見ていらっしゃって，何かお尋ねになりたいことや気をもまれていることはありませんか？」

▶身体的ケア・実際的ケア
- 不安を助長する身体的苦痛を緩和する。
    - 例 ・口渇に対する口腔ケア
        - ・嘔気・嘔吐に対する適切な制吐薬の使用や食事の工夫
        - ・においに対する配慮
        - ・室内の換気
        - ・体位・排痰・呼吸法の工夫
        - ・気分転換やリラクセーション法，倦怠感に対するマッサージや四肢の他動運動，下肢浮腫に対する足浴やマッサージ，腹水による腹部膨満感に対する温罨法やマッサージ，皮膚乾燥に対する保湿クリームによるマッサージなど

[コミュニケーション例]

●口渇がある場合
　「口やのどの渇きは点滴ではあまりよくならないですが，まめに口の中を潤すように，水分や氷片を少しずつ口に含んだり，患者さんが好む飲み物でしめらせるようにするといいことが多いです。何か○○さんがご自身で工夫されているようなこともあれば，一緒にやってみましょう」

●下肢浮腫や倦怠感がある場合
「こんなに足がむくんでいたら，だるいでしょうね」。マッサージをしながら寄り添い，患者の今おかれている状況への思いや関心事を傾聴する。このことは，①マッサージで身体的苦痛を緩和できる，②そばにいることで孤独感を和らげることができる，③患者が思いを表出することで不安の軽減につながる可能性がある。

▶精神的ケア・コミュニケーション
- 栄養・水分摂取に関する不安の表出を受けとめ，気遣いを示す。
- 不安を助長するような輸液に関する誤解をとく（「輸液をしないと衰弱する」「輸液をしないと命が短くなってしまう」「輸液をしないと脱水になって苦しい思いをする」「輸液をしないと入院していられない」「輸液を始めると，止めたり，外泊・退院・入浴したりすることができない」など）。
- 輸液の目的，利益・不利益について，患者・家族に説明する。
- 患者の意思を尊重することを患者・家族に保証する。

[コミュニケーション例]

●あらかじめ相談する
　「こういう病気では先々食事や水分が十分に摂れなくなることがあります。そういうときに点滴をしたりすることもあるのですが，どのようにしていくかについてあらかじめご相談させていただきたいのですが…」
　「そういうときに，点滴は……を目的に行います。点滴をすることで……といった良い点があります。逆に……のような問題が生じることも考えられます」

●浮腫など体液貯留症状が強くなってきたときに輸液の減量を提案する
　「最近むくみが増えてきました。今まで点滴をしてきたのですが，かえってお体の負担になっているようです。今の状況ですと，点滴の量はやや少ないほうがむくみも減って体が動きやすくなる（お小水の回数が減ってトイレで体力を消耗しなくていい）と思います」
　「呼吸がゼーゼーしているのは，心臓や肺の働きが落ちているためです。点滴は心臓や肺の負担を増すことがあり，点滴の量を少し減らしたほうがお体の負担が軽くなり，息苦しさも少なくなると思います」

●医学的には輸液が望ましいと考えられるが，患者・家族が望まない場合
　「点滴で……の症状を楽にすることができる場合があるのですが，先程うかがったところでは，点滴は希望されないと聞きました。お気持ちを教えてくださいますか？」（輸液をする・しないということだけではなく，背景にある理由に焦点をあてる。

自然に任せたいという価値観，効果がないという認識，輸液に関するこれまでの否定的な経験が関係している場合がある）

「…そうですか。そういうことでしたら…」（誤解であれば誤解が解消できるような説明を行う。価値観であれば患者や家族個々の価値観を尊重する選択肢をもって関わる）

●医学的には輸液は必要ないと考えられるが，患者が輸液を望む場合

「…なるほど，このままだと体力がただ落ちてしまうとお考えなのですね。それはとても心配ですよね」（輸液をする・しないということだけではなく，背景にある患者の不安，多くは「このまま体力が落ちていくことへの不安」に焦点をあてて共感する）

「まず，体力を今以上に落とさないような方法について十分に相談してみましょう。点滴についても，まず，少しの量からやってみて効果と様子をみていきましょう。場合によっては，点滴をするとお体に負担になって（胸やお腹の水が増えて）つらくなることもありますので，注意深くみて，調節していきましょう」

●意思を尊重しつつ，責任を示す

「私たちは，……が○○さんにとって一番よい方法だと思いますが，○○さんはいかがですか？ 私たちは○○さんやご家族のお考えをうかがって，○○さんに一番合う方法を責任をもってお示ししたいと考えています。どんな場合でも，○○さんの意思を最大限尊重して大切にしたいと思います」

❷ 医療チームの対応

・患者・家族が栄養・水分摂取に関して不安を抱えているという認識を，医療チームが共有する。
・輸液の内容や方法，必要性を再検討する。

解説

終末期がん患者の輸液に対する認識や価値観はさまざまであり，「輸液をしないと必要な栄養が得られない」「輸液をしないと死期が早まる」という不安をもつ一方，「輸液のせいでさらに苦痛が増える」と考える患者もいる[1]。したがって，輸液に関する選択を行う場合は，患者の認識・価値観に配慮することが重要である。輸液を希望する患者には，以前に輸液で苦痛が軽減された経験があったかを患者に尋ねたうえで，今の病状で輸液をすることにより苦痛が軽減されるかどうか医療者の考えを患者・家族に伝える。輸液開始前に効果を推測することが困難な場合も多いので，判断に迷う場合には，患者の希望に応じていったん輸液を行い，その後，患者が期待した効果が得られたかを評価することが有効である。原則として，患者・家族の意思は最大限尊重することが望ましい。

家族は，患者が経口で栄養を取れなくなると「餓死してしまう」という認識をもつ場合がある[2]。また，「水分補給をしなければ命が短くなってしまう」「水分補給をしなければ患者が非常に苦しくなる」と考えやすい[3]。家族が「カロリー摂取により病状進行を止められる・回復できる」と考え，患者に経口摂取を強く勧めることがかえって患者の負担になることもある。

日本の緩和ケア病棟の遺族452名の調査では，患者が経口摂取できなくなったときに71%の家族がつらさを感じていた。高いレベルのつらさを感じている家族は，無力感と自責感，脱水が死にゆく患者に苦痛を与えるという信念を有していた。また，医療者に対してケアの改善の必要性を強く望む家族は，無力感と自責感，医療者が家族の心配に十分な注意を払ってくれない，患者の苦痛緩和は不十分だ，と感じていた[4]。日本の一般市民と緩和ケア病棟の遺族を対象にした調査では，緩和ケア病棟の遺族は「輸液は亡くなるまで，最低限の治療として継続すべきである」と50%が回答した一方，「輸液は患者の症状を緩和する」と回答したのは29%だった。つまり，終末期の輸液が遺族にとって症状緩和以外の意味合いをもっている可能性が示唆された[5]。

　一方，「自然の成り行きに任せる」という家族もあり，その場合，清拭などの身体ケアに参加したり，付き添ってベッドサイドで声をかけたりするなどの経口摂取以外のケアを行うことに価値を見出すこともある[6]。

　輸液に関する家族の希望は，苦痛緩和，生命維持，および，適切な時期に輸液の利益・不利益についての説明を受けることである[7]。

＊＊

　以上より，本ガイドラインでは，患者と家族の栄養・水分摂取や輸液に関する考え，信念，心配に医療者がよく耳を傾けること，家族が患者のために今できるケアをともに考えて一緒に行うことで無力感や自責感を和らげること，患者・家族・医療チームで輸液について十分に話し合うことを推奨する。

既存のガイドラインとの整合性

　ASPEN（2001, 2009）では，終末期がん患者において，緩和目的の人工的栄養補給が適応になることはめったにないとしている。

　NCPC（1994）では，「輸液をする」「輸液をしない」といった一律な方針は倫理的に支持されない。家族は，しばしば水分や栄養が十分に摂れないことを心配する。医療者は患者の利益を第一に考えるべきであるが，同時に，家族の不安にも対処しなければならないとしている。

（細矢美紀）

【文　献】

1) Morita T, Tsunoda J, Inoue S, et al. Perceptions and decision-making on rehydration of terminally ill cancer patients and family members. Am J Hosp Palliat Care 1999;16:509-16
2) Meares CJ. Primary caregiver perceptions of intake cessation in patients who are terminally ill. Oncol Nurs Forum 1997;24:1751-7
3) Parkash R, Burge F. The family's perspective on issues of hydration in terminal care. J Palliat Care 1997;13:23-7
4) Yamagishi A, Morita T, Miyashita M, et al. The care strategy for families of terminally ill cancer patients who become unable to take nourishment orally: Recommendations from a nationwide survey of bereaved family members' Experiences. J Pain Symptom Manage 2010;40:671-83
5) Bruera E, Pruvost M, Schoeller T, et al. Proctoclysis for hydration of terminally ill cancer patients. J Pain Symptom Manage 1998;15:216-9
6) McClement SE, Degner LF, Harlos MS. Family beliefs regarding the nutritional care of a ter-

minally ill relative: a qualitative study. J Palliat Med 2003;6:737-48
7) Parkash R, Burge F. The family's perspective on issues of hydration in terminal care. J Palliat Care 1997;13:23-7

▶臨床疑問 14

輸液をしているために「外泊，退院できない」という患者への適切なケアは何か？

推奨 14

1 患者・家族へのケア

▶評 価
- 患者・家族の病状認識，輸液・栄養・食事に関する知識やこれまでの経験，「家族に負担をかけられない」という患者の気持ちなど，「外泊，退院できない」と思う背景を把握する。
- 患者の経口摂取状況や，身体症状（口渇，嘔気・嘔吐，痛み，せん妄など）を把握する。

▶身体的ケア・実際的ケア
- 輸液が外泊，退院に与える影響を最小にする方法について説明する。
   例　・24 時間持続点滴から間欠輸液に変更する
　　　・持続静脈点滴から皮下輸液に変更する
　　　・中心静脈皮下埋め込み式ポートを留置する
　　　・自宅で輸液を行う
- 自宅で行う輸液について患者・家族に説明し，その方法を指導する（パンフレット，ビデオ，写真などを用いる）。
- 連携できる医療機関と連絡を取り，緊急時の対応などを決めておく。

[コミュニケーション例]

> ●自宅でも輸液ができる手段を伝えて相談する
> 「点滴をしているからといって，退院できないわけではありませんのでご安心ください。例えば，外泊している間は点滴をいったん止めて，病院に戻ってから再開することもできます。また，外泊や退院したあと点滴だけを訪問看護ステーションや近所の先生にしてもらうこともできますし，自宅で点滴をご自身やご家族がしながら，生活している方もいらっしゃいます。病院ですと点滴スタンドに薬液をつるしていますが，ご自宅ですと持ち運びできる小さなポンプを使って薬液をバッグの中に入れます。そうすると，そとから見ても点滴をしているかわからないことが多いですし，持ち運んだり，外出したりすることができます。点滴の練習に 1 週間ほどかかりますが，思っているよりも簡単にできることが多いです。○○にご連絡いただければ，休日や夜間でも 24 時間対応できますので，ご心配な点はいつでもお聞きください」

▶精神的ケア・コミュニケーション
- 輸液の目的，利益・不利益について患者・家族に説明する。
- 患者の意思を尊重することを患者・家族に保証する。

[コミュニケーション例]

> 「点滴をしているせいでご自宅に戻れないとお考えなのですね。今,点滴は……を目的で行っています。点滴をすることで……といった良い点があると思います。ただ,今のところ,お口からある程度の水分は摂れている状態ですので,点滴が絶対に必要というわけでもありません。数日間でしたら,点滴はなくてもお口からの水分だけで大丈夫だと思いますので,ご希望があれば外泊できるように準備いたします」

❷ 医療チームの対応

- 輸液の内容や方法,必要性を再検討する。

解説

　終末期がん患者が輸液を受けることにより,受けない場合に比べて,外泊や退院しにくくなることが予測される。また,患者や家族は輸液を行わないことについて不安や無力感,自責感をもつことが多い(P106,臨床疑問 13 参照)。

　まず,何が患者・家族にとって不安や気がかりであるかを同定し,患者・家族の価値観を尊重したうえで輸液の利益・不利益について理解を深めることが必要である。水分摂取がある程度できていれば,輸液を継続しなくていい場合も多い。消化管閉塞など輸液が医学的に必要と考えられる場合や,患者・家族の希望で輸液を施行している場合は,輸液のために患者の生活が制約されない方法を具体的に説明し,提示する。例えば,間欠投与,診療所や訪問看護ステーションとの協働,皮下輸液,中心静脈皮下埋め込み式ポートを用いた在宅中心静脈栄養などの選択肢がある。

＊＊

　以上より,本ガイドラインでは,患者と家族の輸液に対する価値観を尊重したうえで,適切な在宅経静脈栄養(HPN)の支援に努めることを推奨する。

既存のガイドラインとの整合性

　EAPC(2001)では,静脈経路を確保することは終末期がん患者にとって困難・不快な場合があるので,皮下輸液を考慮するとしている。

　FNCLCC(2003)では,静脈経路が得られないならば,輸液の経路は最も低侵襲な皮下経路などを選択すべきであるとしている。

　ESPEN(2006)では,皮下輸液による水分投与は病院でも在宅でも有用で,薬剤投与にも利用されるとしている。

　EPCRC(2011)では,終末期患者のケアは,身体的,感情的にストレスになるので,家族やケア提供者の関心やニーズに注意を払い,可能な限り心理的で実践的なサポートを提供するとしている。

(細矢美紀)

【参考文献】
1) Morita T, Tsunoda J, Inoue S, et al. Perceptions and decision-making on rehydration of terminally ill cancer patients and family members. Am J Hosp Palliat Care 1999；16：509-16
2) Meares CJ. Primary caregiver perceptions of intake cessation in patients who are terminally ill. Oncol Nurs Forum 1997；24：1751-7
3) Parkash R, Burge F. The family's perspective on issues of hydration in terminal care. J Palliat Care 1997；13：23-7
4) Yamagishi A, Morita T, Miyashita M, et al. The care strategy for families of terminally ill cancer patients who become unable to take nourishment orally: Recommendations from a nationwide survey of bereaved family members' Experiences. J Pain Symptom Manage 2010；40：671-83
5) Bruera E, Pruvost M, Schoeller T, et al. Proctoclysis for hydration of terminally ill cancer patients. J Pain Symptom Manage 1998；15：216-9
6) McClement SE, Degner LF, Harlos MS. Family beliefs regarding the nutritional care of a terminally ill relative: a qualitative study. J Palliat Med 2003；6：737-48
7) Parkash R, Burge F. The family's perspective on issues of hydration in terminal care. J Palliat Care 1997；13：23-7

▶臨床疑問 15

「点滴の針を刺される」ことが苦痛となっている患者への有効なケアは何か？

推奨 15

1 患者・家族へのケア

▶評　価
- 輸液により患者がどの程度わずらわされているのか，精神状態への影響を含めて把握する。
- 患者・家族の病状認識，輸液・栄養・食事に関する知識，経験，信念，希望を把握する。
- 患者の経口摂取状況や，身体症状（口渇，嘔気・嘔吐，痛み，せん妄など）を把握する。

［コミュニケーション例］

● 「点滴が痛い」に表現された患者の不安を知る

「点滴をするのがつらくなってしまったのですね。誰でも点滴は嫌ですよね。針を刺す（または点滴を入れる）ときがかなり痛みますか。それとも，やってても良くならないなぁ，とか，もっと違うことをしないといけないんじゃないか，とか，そういうお気持ちもおありですか。もしよろしければ教えていただけませんか」「…なるほど，……というお気持ちなのですね」（処置そのものに対する苦痛の背景にある精神的なつらさを含めて探索する）

▶身体的ケア・実際的ケア
- 輸液針の穿刺時の痛みを確認し，和らげる方法を患者に提案する。
    - 例　・間欠的な末梢静脈穿刺を末梢静脈へのカテーテル留置に変更する
    - ・中心静脈カテーテルを留置する
    - ・皮下輸液に変更する，穿刺部位の温罨法や圧迫法を用いる，患者自身が痛みの少ない穿刺部位を選択する，穿刺時に注意転換を行う，局所麻酔テープを貼用するなど
    - ・毎日ではなく，「1日毎」「希望時」など状況に応じて施行できるようにする
    - ・静脈穿刺を専門にやっているチーム，熟練した看護師・医師が施行するようにする

[コミュニケーション例]

●穿刺時の痛みを和らげる具体的手段を提示する

「点滴のときの痛みを和らげるいくつかの方法がありますので,相談してよろしいですか。例えば…」

- 今,そのつど血管に針を刺していますが,細いプラスチックの針を血管に入れておくと次から刺さなくても注射できるので便利です。お風呂も入れますし,入れているときの痛みもほとんどありません。
- 最初だけちょっと時間がかかりますが,以前手術をしたあとのように首や手の付け根から太い静脈にカテーテルを入れておく方法もあります。
- 人によって不快感は違うのですが,静脈ではなくて皮膚の下に点滴をする方法(皮下輸液)もあって,血管が細い方など何度も刺さなくていいので,このほうがいいとおっしゃる方もいらっしゃいます。
- 局所麻酔薬のテープを貼ってから点滴の針を刺す方法もあります。

▶精神的ケア・コミュニケーション
- 患者の気持ちに理解を示す。
- 輸液の目的,利益・不利益について患者・家族に説明する。
- 患者の意思を尊重することを患者・家族に保証する。

2 医療チームの対応

- 輸液の内容や方法,必要性を再検討する。

解説

「点滴が痛い」という患者からの訴えがある場合,点滴が何度も漏れてしまう,もともと血管が細くとりづらいなど点滴の処置そのものに対する苦痛を感じていたり,点滴が漏れたあとを家族が「痛々しい」と感じていたりすることもある。しかしその訴えの背景には,輸液の効果を実感できないこと,輸液による生活への影響に対する苛立ち,「何もしてほしくない」「何をしても無駄だ」など,病状が好転しないことに対する怒りや抑うつ状態,あるいは,輸液などはせずに自然に最期を迎えたいという価値観や「輸液をしないと死期が早まる」「輸液は症状を悪化させる」などの認識[1]がある場合がある。「点滴の針を刺す(または点滴を入れる)痛み」という言語化された苦痛の表現に対して,すぐに説得しようとすると,患者は「本当の気持ちを理解してもらえない」という思いが強まる場合がある。

したがって,「点滴を刺す(または点滴を入れる)痛み」だけではなく,まず,患者が実際には何を苦痛に感じているかを理解するよう,患者の思いを傾聴することが必要である。そして次に,できる限り患者の意思を尊重したいと考えていること,苦痛がないようにしたいと思っていることを伝えていくようにする。そのうえで,輸液による痛みを緩和できる方法を患者に提案し,輸液の実施そのものによる不安や苦痛を和らげられるように試みる。具体的には,間欠的な末梢静脈穿刺を末梢静脈へのカテーテル留置に変更する,中心静脈カテーテルを留置する,皮下輸液に変更する,穿刺部位の温罨法や圧迫法を用いる,患者自身が痛みの少ない穿刺部位を

選択する，穿刺時に注意転換を行う，局所麻酔テープを貼用する，「1日毎」「希望時」など状況に応じて施行できるようにする，静脈穿刺を専門にやっているチームや熟練した看護師・医師が施行する，患者が希望するまで待つ・輸液を中止することなどが選択肢になる．

＊＊

以上より，本ガイドラインでは，「点滴の針を刺される」ことが苦痛と表現する患者の背景にある輸液に対する考えや価値観，生活への影響，病状が好転しないことなどに対する思いに理解を示し，そのうえで輸液による痛みを緩和できるような具体的な方策を医療チームで検討し，提示していくことを推奨する．

既存のガイドラインとの整合性

EAPC（2001）では，静脈経路を確保することは終末期がん患者にとって困難・不快な場合があるので，皮下輸液を考慮するとしている．

FNCLCC（2003）では，静脈経路が得られないならば，輸液の経路は最も低侵襲な皮下経路などを選択すべきであるとしている．

ESPEN（2006）では，皮下輸液による水分投与は病院でも在宅でも有用で，薬物投与にも利用されるとしている．

EPCRC（2011）では，悪液質による悪影響や合併症を緩和することが治療やケアの焦点になると述べている．そして，例えば，食欲を増して症状をコントロールしたり，嘔気を治療したり，または「食」に関連する患者・家族の苦悩に対応するとしている．終末期がん患者のケアは，身体的，感情的にストレスになるので，家族やケア提供者の関心やニーズに注意を払い，可能な限り心理的で実践的なサポートを提供するとしている．

（長谷川久巳）

【文　献】
1) Morita T, Tsunoda J, Inoue S, et al. Perceptions and decision-making on rehydration of terminally ill cancer patients and family members. Am J Hosp Palliat Care. 1999；16：509-16

2 精神面・生活への影響

▶臨床疑問 16

抑うつ状態にあり「これ以上生きていたくない」ことを理由に輸液を希望しない患者への適切なケアは何か？

推奨 16

① 患者・家族のケア

▶評　価

- つらさの要因を探索する。
    - 身体要因：症状のつらさ，思うように動けないなど身体的なコントロールの不全感など
    - 心理社会的要因：役割の喪失，生きる意味の喪失，先行きの不安や死の恐怖，周囲への負担感など
- 不安・抑うつの程度や内容を把握する。
- 輸液に対する患者の認識やそれに対する負担感について把握する。
- 患者・家族の病状認識，輸液・栄養・食事に関する経験，信念，希望を把握する。
- 患者の経口摂取状況や，身体症状（口渇，嘔気・嘔吐，痛み，せん妄など）を把握する。

▶身体的ケア・実際的ケア

- 患者のつらさの要因のなかで，働きかけが可能なことに対して，対策をともに考え試行する。
    - 抑うつ症状を助長する身体的苦痛を緩和する
    - 抑うつ症状に対する薬物療法を検討する
- 身体的安寧を促進するケアを提供する。
    - 気分転換やリラクセーション法，倦怠感に対するマッサージや四肢の他動運動，下肢浮腫に対する足浴やマッサージ，腹水による腹部膨満感に対する温罨法やマッサージ，皮膚乾燥に対する保湿クリームによるマッサージなど
- 輸液自体の負担軽減策を検討する。

▶精神的ケア・コミュニケーション

- 支持的な関わり（傾聴，受けとめ，タッチングなど）を通じて，患者の思いの表出を促し共感を示す。
- 喪失感の軽減を図り，自己の尊厳を回復・支持する働きかけを行う。
    - 例
        - 残存する機能を活かして自立できる部分を確保する
        - 意思決定を通じてコントロール感を確保する
        - 現在でも可能な役割を家族などとともに振り返り再確認する
        - 新たな役割を探索する
        - これまでを振り返り自分を支えたものを探索する
        - 今自分を生かしている力の意味づけを行う
        - 必要に応じて，宗教家の支援を得る

- 輸液の目的，利益・不利益について説明する。
- 患者の意思をできる限り尊重していくことを患者・家族に保証する。

［コミュニケーション例］

●患者の思いの表出を促し，支持的な関わりをする

「今はとにかく早く楽になりたいという思いなのですね。それくらいおつらいのですね」

「○○さんがそれほどつらいとお感じになっていること，よく伝わってきます。でも，先日ご家族がお見えになったとき，とても柔らかないい表情をしておられましたね。そのときの気持ちは今と少し違ったように感じられたのですが…いかがですか？…そうですか。1日のうちどこかでそういう穏やかな時間が過ごせるといいですね。ご家族にとってもそういう時間はかけがえのないものですものね。そういう時間が作れるように，そのとき何がよかったのかを振り返りながら，○○さんと一緒に工夫していけたらと思います」

●つらさの要因を探索する

「そういうお気持ちはもうずっと抱えておられたのですか？ それとも，こういうことがあって余計におつらい気持ちになられた，ということが何かあるのでしょうか？ 何か思い当たるきっかけなどがあれば，お聞かせいただきたいのですが…」

●患者のつらさの要因のなかで，働きかけが可能なことに対して，対策をともに考え試行する

「今のおつらさには，……がかなり影響しているようにうかがえます。もう少し……が楽になるように，……という方法があります。それが楽になると，その分だけでもお気持ちも楽になれるかもしれません」

「今は体以上にこころがつらいのですね。こころがつらくて眠れなかったり，いてもたってもいられないようなざわざわした感じが生じたりすることに対しては，少しお薬を使ってみるのも一つの方法です。お薬を使ってみて楽になったという患者さんもいらっしゃるので，○○さんも少し使ってみましょうか」

「そういうお気持ちですと本当につらいですよね。私たちは○○さんの体やこころが少しでも楽になるように，ご家族とも協力しながら全力でサポートしていきたいと思っています。つらさを和らげる方法をみんなで一緒に考えさせてくださいませんか？」

▶家族へのケア

- 家族の思いの表出を促し，支持的な関わりをする。
- 家族ができるケアをともに考え，実施方法を工夫し，何もしてあげられないという無力感・自責感を和らげる。
  - 例　・今までに家族が行ってきた方法，これから行いたいと考えている方法を知り，それを支援する
    - 家族の希望する範囲で，一緒に口腔ケアを行う，氷片を口に含ませる，清拭を行う，手や足を軽くマッサージする，ベッドサイドで音楽をかける，患者に話しかけたりアルバムを見て思い出を話したりするように促すなど

[ご家族へのコミュニケーション例]

「○○さんが生きる気力を少し失っておられることで，ご家族もおつらいのではないでしょうか？　私たちはそのお気持ちを少しでもわかって，ご家族と一緒に○○さんが気力を保っていかれるようにサポートしたいと思っています。今ご家族の方がされていることや，こうして差し上げたいと考えていらっしゃることがあれば教えていただけますか。…なるほど，……というときはいくらか○○さんも気が楽になるようなのですね。私たちのほうでは，例えば，……などをこころがけていますが，……のときは少し良いように思います。そうしましたら，……に気を配りながら一緒にみてまいりましょう」

2 医療チームの対応

- 患者のつらい状況を医療チームが共有する。
- 薬物療法・非薬物療法の適応について，必要に応じて，専門家へのコンサルテーション（精神科医，心理療法士，ソーシャルワーカーなど）を検討する。
- 輸液の内容や方法，必要性を再検討する。

解説

　終末期にある患者は，身体的苦痛，日常生活動作（ADL）の低下など自立性の喪失，他者との関係性・役割の喪失，自己効力感の喪失などさまざまな喪失を経験し，これらの状況が，抑うつ状態や希死念慮へと結びつくことも少なくない。

　患者は，「これ以上生きていたくないと思いいたらせるほどのつらさ」を経験しており，そして，つらさから逃れられる方法として「輸液をせずに死期を早めること」（「輸液をしないと死期が早まる」[1]）を考えている場合がある。このような患者に対しては，まず，患者が体験しているつらさを理解しようとする姿勢が必要である。患者の体験しているつらさが医療チームに伝わっていると感じられること自体が，つらさの緩和にもつながることが多い。喪失感を抱く患者にとって，「自分の意見が尊重される」「自分の思いをわかろうとしてくれている」という体験そのものが，自律性の回復や自己の尊厳の維持につながる。

　「これ以上生きていたくないから輸液を希望しない」と表現された患者のつらさの要因を包括的に理解し，患者の苦痛を緩和しうるすべての手段について患者・家族と話し合いながらケアをしていくことが重要である。痛みをはじめとするさまざまな身体症状が十分に緩和されていることは非常に大切である。

　また，抑うつ状態に対する薬物療法・非薬物療法の適応について，必要であれば精神科医を含めたチームで検討することも重要である。抑うつ状態の把握には，抑うつ気分（「気分が晴れない」などといった訴えや話の内容など），興味・喜びの減弱（普段であれば喜びになるようなことが喜びにつながらない，楽しいことが何もないなど），無価値感・自責の念（家族の迷惑になっている，申し訳ないなど），精神運動制止や焦燥（反応の鈍さや，じっとしていられない，いてもたってもいられない感じ），希死念慮（生きていたってしょうがない，早く死んでしまいたいなど），思考力・集中力の低下・決断困難（考えられない，集中できないなど），睡眠障害（寝つけない，眠りが浅い，途中で目が覚めるなど），食欲・体重の減少（食べる気

にならない，食事を見るのも嫌，砂をかむような味しかしないなど），倦怠感・気力の減退（「だるい」「何もする気になれない」などといった訴えや行動）を評価する。せん妄が抑うつと誤って認識されることもあるので，注意が必要である。

さらに，患者が希望する少しでも心地よいと感じられることや環境整備を続けること，喪失感を軽減し自己の尊厳を回復・支持できるケアを行うことが大切である。心身に及ぶ患者のつらい状態は家族の無力感や不全感を強めるため，具体的に患者の苦痛緩和につながるケアをともに探索し提供する，家族のつらさの表出に耳を傾けるなど，家族へのサポートも大切である[2]。

＊＊

以上より，本ガイドラインでは，患者の抱えるつらさの背景によく耳を傾け，心身の安寧につながるケアをともに考えて一緒に行いつつ，輸液の利益・不利益について，反復して意思確認を行い，継続的に患者・家族と医療チームが十分に話し合うことを推奨する。

既存のガイドラインとの整合性

既存のガイドラインに，抑うつ状態にあり輸液を希望しない患者に関する記載はなかった。

NCPC（1994）では，「輸液をする」「輸液をしない」といった一律な方針は倫理的に支持されない。家族は，しばしば水分や栄養が十分に摂れないことを心配する。医療者は患者の利益を第一に考えるべきであるが，同時に，家族の不安にも対処しなければならないとしている。

EPCRC（2011）では，悪液質による悪影響や合併症を緩和することが治療やケアの焦点になると述べている。そして，例えば，食欲を増して症状をコントロールしたり，嘔気を治療したり，または「食」に関連する患者・家族の苦悩に対応するとしている。終末期がん患者のケアは，身体的，感情的にストレスになるので，家族やケア提供者の関心やニーズに注意を払い，可能な限り心理的で実践的なサポートを提供するとしている。

（栗原幸江）

【文　献】
1) Morita T, Tsunoda J, Inoue S, et al. Perceptions and decision-making on rehydration of terminally ill cancer patients and family members. Am J Hosp Palliat Care 1999；16：509-16
2) Yamagishi A, Morita T, Miyashita M, et al. The care strategy for families of terminally ill cancer patients who become unable to take nourishment orally: Recommendations from a nationwide survey of bereaved family members' Experiences. J Pain Symptom Manage 2010；40：671-83

▶臨床疑問 17

抑うつ状態にないが「自然な経過に任せたい」ことを理由に輸液を希望しない患者への適切なケアは何か？

推奨 17

1 患者・家族へのケア

▶評　価
- 患者・家族の病状認識，輸液・栄養・食事に関する経験，信念，希望を把握する。
- 患者の考える「自然な経過」とは何かを把握する。
- 患者の経口摂取状況や，身体症状（口渇，嘔気・嘔吐，痛み，せん妄など）を把握する。

▶精神的ケア・コミュニケーション
- 患者の思いの表出を促し，支持的な関わりをする（傾聴，受けとめ，タッチングなど）。
- 輸液の目的，利益・不利益について説明する。
- 患者の意向に寄り添える輸液方法について説明する。
  例　・皮下輸液に変更する
  　　・短時間の間欠輸液にする
  　　・輸液量を減量する
- 患者の意思を尊重することを患者・家族に保証する。

［コミュニケーション例］

- ●傾聴する
  「そのようにお考えになるには，何かきっかけとなるようなお身内の方のご経験があったからでしょうか？　それとも，なにかこういうことで，ということでしょうか。よかったらお話してもらえないでしょうか？　…なるほど，……ということがあったのですね（というお気持ちなのですね）」（もし，輸液により苦痛が増えると考えている場合や病状の見通しが悲観的すぎる場合は，正確な情報を提供する）
- ●輸液の目的，利益・不利益ついて説明する
  「私たちは，○○さんのお考えを大切にしていきたいと思っています。まずは，今の状態での私たちがみた点滴治療の効果の予測を申し上げます。今の状態ですと，点滴は……を目的に行います。点滴をすることで……といった良い点があります。逆に……のような問題が生じることも考えられます。総合的にみると，○○さんのおっしゃるように，点滴をしないで様子をみるというのも良い方法だと思います」
- ●患者の意向に寄り添える輸液方法について説明する
  「今の状況から判断すると，比較的簡単な点滴で少し水分補給をすることで，今くらいの状態を○カ月くらい維持することができると思います。点滴をすることで，苦痛が増えるということはあまりなさそうに思います。点滴も，1日中入れ続けるわけ

ではなく，夜間お休みになっている間だけ入れて，昼間は止めて自由に動けるようにすることもできます」

●患者の意思を尊重することを患者・家族に保証する

「点滴をしないこと自体は○○さんやご家族の希望によって可能です。そういう選択をされたときにどういう経過になるか少しお話しします。お口から水分が取れない状態で点滴をしないと，一般的には徐々に眠気が増えてうとうとした状態となり，その延長線上で深い眠りになります。この変化は人によって違いますが，すぐに起こるものではなくて，数日か数週間かの期間があることが多いです。点滴を中止することで苦痛が強まることはあまりありませんが，もし，何らかの苦痛が強まった場合には苦痛を和らげるための処置は今までどおり十分行いますし，例えば，お口やお顔をきれいにするといった身の回りのケアも十分に行います」

2 医療チームの対応

・輸液の内容や方法，必要性を再検討する。

解 説

患者が「自然な経過に任せたい」ことを理由に輸液を希望しない場合，背景には，病状の見通しが悲観的すぎる（輸液をすれば現在のQOLが数カ月維持できると医学的には考えられるにもかかわらず，もう数日で死亡してしまうと患者が考えているなど），近親者の看取りでつらい経験をした（輸液によって苦痛が引き延ばされているように感じた，中心静脈穿刺による合併症で死亡したなど）ということなどがある。あるいは，患者自身の「自然に最期を迎えたい」という価値観や，「輸液は症状を悪化させる」という患者・家族の認識が影響していることも多い[1]。

したがって，このような場面を，今後の過ごし方について患者と話し合うきっかけととらえ，まずは，何かそう思うにいたる出来事があったのか？ なぜそう思うのか？ などについて傾聴することが重要となる。輸液により必ず苦痛が増えるなどの認識，悲観的すぎる病状見通しなど，医学的事実とは異なる認識をもっている場合には，正しい知識の提供が有用かもしれない。

次に，患者の意思を尊重することを保証しながら，輸液の利益・不利益を説明する。そのうえで患者自身が納得して輸液を受けられるように，間欠輸液や皮下輸液など患者の意向に沿える種々の方法を提示することが重要である。また，家族は輸液の減量・中止についての不満や不安感を抱いていたり[2]，適切な情報や心理的サポートなしに輸液に関して説明されることは受け入れがたかったりする[3]ものである。よって，輸液について家族と話し合うことの同意を患者から得たうえで，家族とも話し合い，家族の考えや意向を確認する。その際，患者と家族の意向が異なる場合は，患者−家族間の調整も必要となる。

以上のプロセスを反復して，患者・家族の意思，倫理的側面に配慮しながら医療チームでの話し合いを継続する。

＊＊

以上より，本ガイドラインでは，患者の病状認識や輸液に対する価値観，家族の意向など，すべてを考慮したうえで輸液の利益・不利益について医療チームで繰り

返し検討し，輸液の実施や中止，方法に関して決定していくことを推奨する。

既存のガイドラインとの整合性

既存のガイドラインに，抑うつ状態にないが「自然な経過に任せたい」ことを理由に輸液を希望しない患者へのケアに関する記載はなかった。

NCPC（1994）では，「輸液をする」「輸液をしない」といった一律な方針は倫理的に支持されない。家族は，しばしば水分や栄養が十分に摂れないことを心配する。医療者は患者の利益を第一に考えるべきであるが，同時に，家族の不安にも対処しなければならないとしている。

EPCRC（2011）では，悪液質による悪影響や合併症を緩和することが治療やケアの焦点になると述べている。そして，例えば，食欲を増して症状をコントロールしたり，嘔気を治療したり，または「食」に関連する患者・家族の苦悩に対応するとしている。終末期がん患者のケアは，身体的，感情的にストレスになるので，家族やケア提供者の関心やニーズに注意を払い，可能な限り心理的で実践的なサポートを提供するとしている。

（長谷川久巳）

【文　献】
1) Morita T, Tsunoda J, Inoue S, et al. Perceptions and decision-making on rehydration of terminally ill cancer patients and family members. Am J Hosp Palliat Care 1999；16：509-16
2) Miyashita M, Morita T, Shima Y, et al. Nurse views of the adequacy of decision making and nurse distress regarding artificial hydration for terminally ill cancer patients: a nationwide survey. Am J Hosp Palliat Care 2007；24：463-9
3) Yamagishi A, Morita T, Miyashita M, et al. The care strategy for families of terminally ill cancer patients who become unable to take nourishment orally: Recommendations from a nationwide survey of bereaved family members' Experiences. J Pain Symptom Manage 2010；40：671-83

臨床疑問 18

患者の苦痛が強く死期が迫っているが，意思表示できない場合，家族が「食べられないので点滴をしてほしい」と希望するときの適切なケアは何か？

推奨 18

1 患者・家族へのケア

▶ 評　価

- 患者が意思表示できていた時点でどのように希望していたかを患者の生き方や価値観をもとに把握する。
- 患者・家族の病状認識，輸液・栄養・食事に関する知識，経験，信念，希望を把握する。
- 家族が患者の死期が迫っている状況をどのように受けとめているかを把握する。
- 患者の身体症状（口渇，嘔気・嘔吐，痛み，せん妄など）を把握する。

▶ 家族へのケア

- 家族の思いの表出を促し，支持的な関わりをする。家族内で意見が異なる場合があるので，家族一人ひとりがどのように考えているのかを把握し，必要であれば家族全体で話し合える場を設ける。
- 患者の示していた意思を尊重できるように家族とともに考える。
- 輸液の目的，利益・不利益について説明する。
- 家族の抱える無力感に対し輸液以外の方法で家族が参加できるような，患者の苦痛緩和につながるケアを一緒に実施する。
    - 例　・今までに家族が行ってきた方法，これから行いたいと考えている方法を知り，それを支援する
        - ・家族の希望する範囲で，一緒に口腔ケアを行う，氷片を口に含ませる，清拭を行う，手や足を軽くマッサージする，ベッドサイドで音楽をかける，患者に話しかけたりアルバムを見て思い出を話したりするように促すなど

［コミュニケーション例］

●家族の思いの表出を促し，支持的な関わりをする

「〇〇さんをご覧になっていて（そばについていらして）何か気になることや心配されていることはありませんか」

「（こんなに食べられなくなってしまって，という家族の表出に対して）そうですね，ここ数日しんどくなっていらっしゃるようですね。そばで見ていらっしゃるご家族もつらいですよね」

「（食べられなくなったから点滴くらいしてあげたい，という家族の表出に対して）そうですよね。できる限りのことをして差し上げたいですね。私たちもできる限りのことを〇〇さんにして差し上げたいと思います」

●患者の示していた意思を尊重できるように家族とともに考える

　「こういう判断は難しいと思います。○○さんに伺えば一番いいのですが難しいので，もし，○○さんが十分お話ができる状態でしたら，どのような方法を一番に希望されるでしょうか。以前何かおっしゃっていたことはありませんか。○○さんにとってどういう治療が一番いいのか，一緒に考えさせてください」

●輸液の目的，利益・不利益について説明する

（1）輸液が患者にとって不利益となると医学的に考えられる場合

　「今，点滴をしないで様子をみさせていただいているのは，水分を体の外に出す機能が弱っていますので，点滴をするとお腹の水が増えたり（胸に水がたまったり）して余計に体の負担になるのではないかと考えているからなのです。また，体が弱っているのは点滴をしないためではなく，元の病気のために（肝臓が悪くて）体が維持できなくなっているからです。ですから，私たちは，今は点滴をするよりも，こうやって，口が渇かないように口の中をきれいにするなどして，体に負担がかからないようにみさせていただくことが一番良い方法だと思っていますが，どう思われますか？」

（2）輸液が患者にとって不利益とならないと医学的に考えられる場合

　「今の状態では点滴が体の負担になるというわけではありませんから，まず数日間点滴を行ってみて，毎日様子をみながら，続けていくか相談していくのがよいと思います」

●家族の抱える無力感に対し輸液以外の方法で家族が参加できるような，患者の苦痛緩和につながるケアを一緒に実施する

　「ご家族のみなさんにも声をかけてもらったり，マッサージをしてもらったりすると○○さんも安心されると思いますが，私たちと一緒にしてみませんか。ほかに○○さんが喜ばれそうなことがあれば教えていただけませんか？」

2 医療チームの対応

- 家族のつらい状況を医療チームが共有する。
- 輸液の内容や方法，必要性を再検討する。

解説

　2010年の日本全国の緩和ケア病棟（95施設）での調査では，患者が栄養・水分の摂取をできなくなったとき，7割の家族が「とてもつらかった」「つらかった」と回答していた[1]。家族は，「がんのためでなく栄養が取れないために餓死してしまう」「水分補給をしなければ命が短くなってしまう」「水分補給をしなければ患者が非常に苦痛になる」と考えることが多い[2,3]。輸液の希望は，単に水分や栄養を供給するということではなく，「患者に何かしてあげたい」「十分なことをしてあげられなかったと後悔したくない」という家族の無力感や自責感の表現であったり，「患者を失いたくない」「死んでしまうはずはない」という否認の表現であったりすることもある。

　したがって，輸液をする・しないということに焦点をあてるのではなく，家族のつらさに焦点をあてて，つらい思いをよく傾聴する。家族はそれぞれ異なる背景や

価値観をもった個人の集合であり，個々によって意見が異なる場合がある。したがって，家族一人ひとりがどのように考えているのかをまず把握し，それぞれの気持ちに焦点をあてることが重要である。家族内での意見の隔たりが大きい場合などは，家族全体で話し合える場を設けるようにする。

もし，家族が純粋に医学的な誤解をしている場合（食事を取れないから体が弱っているなど）には，正確な医学的情報を提供するように努め，現在の輸液の利益・不利益について話し合う。意思決定においては，家族に決定を任せるのではなく，常に患者の価値観や意思をもとにして考えるように促すことが家族の負担を和らげる。

家族の無力感，自責感，否認が強い場合には，感情表出を促して，「患者に何かしてあげたい」という気持ちを家族がもっているならば，家族にもできることを一緒に声をかけて行うことがケアになる。今までに家族が行ってきた方法，これから行いたいと考えている方法を知り，それを支援することが基本である。具体的には，一緒に口腔ケアを行う，マッサージをする，ベッドサイドで音楽をかける，患者に話しかけたりアルバムを見て思い出を話したりするように促すなどが選択肢になる。一方，家族によっては，患者に触れたり一緒にいたりすることそのものがつらい場合もある。ケアに参加することを無理に促すのではなく，家族の気持ちにあわせることが重要である。

**

以上より，本ガイドラインでは，輸液が患者にとって不利益とならず，患者の意思表示もない場合には，輸液をする・しないという「議論」に時間を費やすよりは，家族の希望に従って輸液を行いながら，輸液による患者の負担をモニターし，かつ，家族のケアを継続することを推奨する。

既存のガイドラインとの整合性

NCPC（1994）では，「輸液をする」「輸液をしない」といった一律な方針は倫理的に支持されない。家族は，しばしば水分や栄養が十分に摂れないことを心配する。医療者は患者の利益を第一に考えるべきであるが，同時に，家族の不安にも対処しなければならないとしている。

EPCRC（2011）では，悪液質による悪影響や合併症を緩和することが治療やケアの焦点になると述べている。そして，例えば，食欲を増して症状をコントロールしたり，嘔気を治療したり，または「食」に関連する患者・家族の苦悩に対応するとしている。終末期がん患者のケアは，身体的，感情的にストレスになるので，家族やケア提供者の関心やニーズに注意を払い，可能な限り心理的で実践的なサポートを提供するとしている。

（千﨑美登子，田村恵子）

【文 献】

1) Yamagishi A, Morita T, Miyashita M, et al. The care strategy for families of terminally ill cancer patients who become unable to take nourishment orally: Recommendations from a nationwide survey of bereaved family members' Experiences. J Pain Symptom Manage 2010; 40: 671-83

2) Meares CJ. Primary caregiver perceptions of intake cessation in patients who are terminally ill. Oncol Nurs Forum 1997;24:1751-7
3) Parkash R, Burge F. The family's perspective on issues of hydration in terminal care. J Palliat Care 1997;13:23-7

▶臨床疑問 19

患者は希望しないが，家族が「食べられないので点滴をしてほしい」と希望するときの適切なケアは何か？

推奨 19

① 患者・家族へのケア

▶評　価
- 患者の病状認識，輸液・栄養・食事に関する知識，経験，信念など，患者が輸液を希望しない背景を把握する。
- 家族の病状認識，輸液・栄養・食事に関する知識，経験，信念，希望を把握する。
- 患者の経口摂取状況，身体症状（口渇，嘔気・嘔吐，痛み，せん妄など）を把握する。

▶精神的ケア・コミュニケーション
- 患者の示していた意思を尊重できるように家族とともに考える。
- 患者と家族の互いの意思を伝える方法，ともに話し合う方法を検討する。
  - 例　・看護師が意思を伝える仲介役となる，患者と家族が意思を伝え合えるようにともに過ごす時間をつくる

[コミュニケーション例]

> 「○○さんがどうして点滴を希望されないのか，何かおっしゃっていましたか？…そうですか，……とおっしゃっていたのですか（私たちには，「点滴をすると腹水が増えて，余計に苦しくなるから点滴したくない」とおっしゃっていました。最近腹水が増えてきたので，確かに，点滴がご負担になっているのではないかと考えます。○○さんにはあまりいい効果が実感できていないのですね）　でも，ご家族にしてみると，食べられない分，栄養を少しでも，と思われるんですよね。迷いますよね」

▶家族へのケア
- 家族の思いの表出を促し，支持的な関わりをする。家族内で意見が異なる場合があるので，家族一人ひとりがどのように考えているのかを把握し，必要であれば家族全体で話し合える場を設ける。
- 輸液の目的，利益・不利益について説明する。
- 家族の抱える無力感に対し輸液以外の方法で家族が参加できるような，患者の苦痛緩和につながるケアを一緒に実施する。
  - 例　・今までに家族が行ってきた方法，これから行いたいと考えている方法を知り，それを支援する
    - ・家族の希望する範囲で，一緒に口腔ケアを行う，氷片を口に含ませる，清拭を行う，手や足を軽くマッサージする，ベッドサイドで音楽をかける，患者に話しかけたりアルバムを見て思い出を話したりするように促すなど

[コミュニケーション例]

● 家族の思いの表出を促し，支持的な関わりをする

「○○さんが食事を食べられないことを，ご心配なさっているのですね。全然食べてくれないと心配ですよね」

「(食べられなくなったから点滴くらいしてあげたい，という家族の表出に対して)そうですよね。できる限りのことをして差し上げたいですね。私たちもできる限りのことを○○さんにして差し上げたいと思います」

● 家族の抱える無力感に対し輸液以外の方法で家族が参加できるような，患者の苦痛緩和につながるケアを一緒に実施する

「食べること以外に，ご家族のみなさんとご一緒にアルバムを見たり，マッサージをして差し上げると○○さんも喜ばれると思いますが，いかがですか？ ほかに○○さんが喜ばれそうなことや大事にされていることはどういうことがありそうか教えてくださいませんか？」

2 医療チームの対応

- 家族のつらい状況を医療チームが共有する。
- 輸液の内容や方法，必要性を再検討する。

解説

臨床疑問18の解説にもあるとおり（P125参照），2010年の日本全国の緩和ケア病棟（95施設）での調査では，患者が栄養・水分の摂取をできなくなったとき，7割の家族が「とてもつらかった」「つらかった」と回答していた[1]。したがって，まず，輸液をする・しないということに焦点をあてるのではなく，家族のつらさに焦点をあててつらい思いを傾聴することに努める必要がある。

また，患者は「点滴のせいでさらに苦痛が増える」「自然に最期を迎えたい」という価値観などの理由で輸液を希望しないこともある[2]。家族の思いを十分傾聴しながら，次に，患者がなぜ輸液を希望しないのかと輸液の利益・不利益を評価したうえで，患者と家族の気持ちを橋渡しできるように支援することが大切である。

家族の無力感，自責感，否認が強い場合には，感情表出を促しながら，「患者に何かしてあげたい」という思いを満たせるように，家族にもできる何かを一緒に声をかけて行うことがケアになる。例えば，楽しみのために食べる，食事のことばかりでなく人との関わりをもつ，本を読んだり音楽を聴いたりする，一緒に口腔ケアを行う，マッサージをする，ベッドサイドで音楽をかける，患者に話しかけたりアルバムを見て思い出を話したりするように促すなどが選択肢になる。患者が希望するならば経口摂取が増えるような体位や食形態の工夫，痛みが予測されれば食事の前に鎮痛薬（レスキュー・ドーズ）を使用するなどの方法を家族と共有していく。一方，看護師への調査では，家族から輸液の減量・中止について不満や不安を言われることで困っている看護師も少なくない[3]。したがって，医療チームで十分に終末期における輸液の是非について話し合うことも重要である。

＊＊

以上より，本ガイドラインでは，患者がなぜ輸液を希望しないのか，輸液療法の

利益・不利益を評価したうえで輸液の実施や中止に関して医療チームで繰り返し検討し，患者・家族の気持ちを橋渡しできるように支援することを推奨する。

既存のガイドラインとの整合性

NCPC（1994）では，「輸液をする」「輸液をしない」といった一律な方針は倫理的に支持されない。家族は，しばしば水分や栄養が十分に摂れないことを心配する。医療者は患者の利益を第一に考えるべきであるが，同時に，家族の不安にも対処しなければならないとしている。

EPCRC（2011）では，悪液質による悪影響や合併症を緩和することが治療やケアの焦点になると述べている。そして，例えば，食欲を増して症状をコントロールしたり，嘔気を治療したり，または「食」に関連する患者・家族の苦悩に対応するとしている。終末期がん患者のケアは，身体的，感情的にストレスになるので，家族やケア提供者の関心やニーズに注意を払い，可能な限り心理的で実践的なサポートを提供するとしている。

（千﨑美登子，田村恵子）

【文 献】

1) Yamagishi A, Morita T, Miyashita M, et al. The care strategy for families of terminally ill cancer patients who become unable to take nourishment orally: Recommendations from a nationwide survey of bereaved family members' Experiences. J Pain Symptom Manage 2010；40：671-83
2) Morita T, Tsunoda J, Inoue S, et al. Perceptions and decision-making on rehydration of terminally ill cancer patients and family members. Am J Hosp Palliat Care 1999；16：509-16
3) Miyashita M, Morita T, Shima Y, et al. Nurse views of the adequacy of decision making and nurse distress regarding artificial hydration for terminally ill cancer patients: a nationwide survey. Am J Hosp Palliat Care 2007；24：463-9

臨床疑問 20

終末期がん患者に 1,000 mL/日の輸液を行う場合，生活への支障を来さないケアの工夫は何か？

推奨 20

1 患者・家族へのケア

▶評　価
- 患者の活動状況，身体状況，希望する生活スタイル，1日の過ごし方を把握する。
- 輸液に対する患者の認識やそれに対する負担感について把握する。

▶身体的ケア・実際的ケア
- 患者の活動状況，身体状況，希望する生活スタイルに沿って患者の負担や転倒の危険が少ない輸液の方法を検討する（日中のみ・夜間のみの間欠投与，ヘパリン生食ロックの使用，中心静脈埋め込み式ポート，皮下輸液など）。
- 入浴や散歩は，患者の希望する時間に輸液をヘパリンロックあるいは生食ロックし，入浴は留置針の刺入部を防水フィルムで覆って行う。

[コミュニケーション例]

> 「点滴をしていても入浴ができないわけではありませんので，点滴をする時間についてご相談させてください。決まった時間だけ点滴をして，他の時間は点滴をはずして自由に過ごせるようにもできます。夜だけ，日中だけ，決まった時間だけなど，生活スタイルにあわせて点滴することもできます。○○さんの生活のリズムから考えてどういう方法がいいと思われますか？」

2 医療チームの対応
- 輸液の内容や方法，必要性を再検討する。

解説

　輸液の生活への影響は，輸液チューブや輸液スタンドによる拘束感，歩行や入浴の妨げ，輸液の残量を気にかける精神的負担などである。医学的に必要な輸液量が 1,000 mL/日以下の場合，多くの場合で間欠投与が可能であり，輸液の目的を説明したうえで，輸液を行う時間帯，方法について患者の意向を確認する。輸液をしている時間と輸液のない時間をどのように過ごしたいかは，患者の価値観によるので，患者の意向を尊重して輸液を実施することが重要である。例えば，24 時間持続投与，日中の間欠投与，夜間の間欠投与，お見舞いや外出・入浴など生活上の決まった時間を避ける，交換時間を日中の余裕のあるときにする，輸液チューブを長めにする，輸液スタンドを使わずに在宅用の携帯用ポンプを使うなどが選択肢になる。

＊＊

　以上より，本ガイドラインでは，終末期がん患者に 1,000 mL/日の輸液を行う場

合，患者の活動状況，身体状況，希望する生活スタイル，1日の過ごし方にそって，患者の負担や転倒の危険が少ない輸液の方法を検討し，チームでの共通した対応を推奨する。

既存のガイドラインとの整合性

既存のガイドラインに，終末期がん患者に 1,000 mL/日の輸液を行う場合，生活への支障を来さないケアの工夫について記載されたものはなかった。

（細矢美紀）

臨床疑問 21

1,000 mL/日の輸液を 24 時間持続して受けている終末期がん患者が夜間の頻尿に伴う不眠を訴えた場合，適切なケアは何か？

推奨 21

1 患者・家族へのケア

▶評　価
- 不眠や頻尿による苦痛の程度を把握する。
- 不眠や頻尿の要因（膀胱炎，ダグラス窩の腫瘍，腹水による膀胱容量の減少，高血糖による多尿など）を把握する。
- 患者の生活スタイル（排尿パターン，睡眠・活動パターン）を把握する。
- 患者の経口摂取状況，身体症状（口渇，嘔気・嘔吐，痛み，せん妄など）を把握する。

▶身体的ケア・実際的ケア
- 患者の活動状況，身体状況，希望する生活スタイルに沿った輸液の施行方法をともに考える。夜間の輸液の減量・中止などが可能かどうかを検討し，夜間の輸液が必要と考えられた場合は患者の負担を軽減できる方法を提案する。

　例　・患者の尊厳に注意を払いながら，夜間のみポータブルトイレや尿器・安楽尿器を使用する，トイレへ移動しやすいよう室内環境を整備する，尿とりパッドを利用する，就寝前に排尿を済ませるように促す，離床センサーなどを利用する，患者の生活リズムが整うよう日々の患者のスケジュール（特に，面会，外出，外泊など）にあわせ輸液を行う時間帯を検討する，不眠・頻尿に対する薬物療法およびケア（室温調整・換気など環境調整，足浴・マッサージなど）を検討する，輸液以外で不眠や頻尿の要因となっているもののなかで，働きかけが可能なことに対して，対策をともに考え試行する

2 医療チームの対応

- 間欠輸液や輸液量の減量（1日量の減量，夜間のみの減量：日中 80 mL/h，夜間 20 mL/h，携帯用注入ポンプを使った輸液速度の調節など）を検討する。
- 輸液の内容や方法，必要性を再検討する。

解 説

　実証研究はないが，夜間の輸液を減量・中止することにより夜間の頻尿や不眠が予防できることがある。夜間の頻尿や不眠の要因として，輸液による尿量の増加，不安による頻尿，不安による中途覚醒後に入眠困難になり頻尿となることが考えられる。不安の内容としては，病状や症状に関すること，生活に関わること，頻尿のみならず失禁するのではないかという不安などが多い。

夜間の輸液の減量・中止を検討すると同時に，患者の生活リズムが整うよう日々の患者のスケジュール（特に，面会，外出，外泊など）にあわせ輸液を行う時間帯を検討していく。これらの治療効果を，不眠，日常生活，QOLへの影響の観点から，継続的に評価する。

　24時間持続投与が医学上必要と考えられる場合，夜間の休息時間がまとまって取れるよう，輸液以外の不眠症状の緩和手段を検討する。例えば，夜間のみのポータブルトイレの設置や尿器の使用，トイレへ移動しやすいよう室内環境の整備，尿とりパッドの利用など，夜間の排尿動作への負担が軽減できるような方法や，心理的負担の軽減などが選択肢となる。また，夜間頻尿の場合は離床センサーの使用などを行い転倒の危険に配慮する。転倒の危険を感じている患者・家族には，離床センサーなどが用意されていることを説明し，不安の軽減を図る。

＊＊

　以上より，本ガイドラインでは，夜間の睡眠状況と排尿状況をアセスメントし，患者の生活リズムにあわせて輸液方法を検討していくことを推奨する。

既存のガイドラインとの整合性

　既存のガイドラインに，輸液を24時間持続して受けている終末期がん患者に対する，夜間の頻尿に伴う不眠のケアに関する記載はなかった。

（長谷川久巳）

臨床疑問 22

口渇による苦痛の緩和に有効なケアは何か？

推奨 22

1 患者へのケア

▶評　価
- 口渇による苦痛の程度を把握する。
- 口渇の要因（高 Ca 血症や急性嘔吐による脱水，口腔内カンジダ症，抗コリン性薬物の副作用，呼吸困難による口呼吸に伴う口腔内の乾燥など）を探索する。

▶身体的ケア・実際的ケア
- 口渇の原因に対して有効な方法を検討，試行する。
  例　・高 Ca 血症や急性嘔吐による脱水に対する治療（輸液やビスホスホネート製剤）
  　　・口腔内カンジダ症に対する口腔ケアや抗真菌薬
  　　・抗コリン性薬物の減量・中止
  　　・呼吸困難による口呼吸に対する酸素療法や薬物療法など
- 口渇を緩和する薬物療法を検討する（セビメリン塩酸塩などコリン作動薬）。
- 口渇を緩和するケアを提案し，患者の好むものを選択する。
  例　・含嗽を勧める，少量の水分摂取・氷片・かき氷・シャーベットなどを口に含めるようにする，患者が好むものを噴霧できる容器に入れて散布する・ガーゼやスポンジスティック（スワブ）・綿棒などを用いる，湿度調整として加湿器を設置する，夜間など乾燥するときにネブライザーを使うなど
- 唾液の分泌を促す。
  例　・レモン水，酸味のあるドロップやパイナップルの小片を口に含む（冷凍した缶詰のパイナップルなどでもよい），ガムなど何かを口にくわえる，顎のマッサージ，口腔内保湿用ジェルや口腔内の保湿用洗口液を使用する，人工唾液を使用する，太白ごま油・白色ワセリン・オリーブ油を塗布する
- 口内炎の予防と観察，口渇症状が出現する前に行うセルフケアの必要性と方法を患者に説明する。

解　説

口渇を緩和するケアとしては，原因治療に加えて，症状緩和治療として薬物療法，非薬物療法が行われる。個々のケアの有効性について実証研究は限られているが，終末期がん患者の口渇は輸液によって緩和する見込みは少なく，丁寧な看護ケアが最も有効であることが示唆されている（P80，臨床疑問 4 参照）。

どのようなケアを行うかについては，患者の嗜好や状態にあわせて選択するのが望ましい。口腔ケアは簡便で家族も参加でき，患者にとって不利益が少ないという利点がある。患者の嗜好にあわせ，家族とともに実施することで，患者の口渇を和

らげるとともに，家族が患者に対してケアを行っているという実感を得ることにつながる。

　口腔内感染症は，口渇の原因にも結果にもなりうる。終末期がん患者では，唾液分泌低下やコルチコステロイドの使用によって口腔内カンジダ症が高頻度にみられる。口腔ケアを積極的に行い，口腔内カンジダ症を予防するとともに，必要に応じて抗真菌薬を使用する。

既存のガイドラインとの整合性

　NCPC（1994）では，口渇はしばしば薬物によって生じ，輸液では緩和されない。口腔ケアと薬物の調整が最も適切であるとしている。

　EAPC（2001）では，口渇の苦痛緩和には，口腔ケアが一般的に有効であるとしている。

　FNCLCC（2003）では，口腔ケアは重要であるとしている。

（宮下光令）

【参考文献】
1）武田文和 監訳．トワイクロス先生のがん患者の症状マネジメント，第2版，東京，医学書院，2010
2）Ferrell BR, Coyle N eds. Textbook of Palliative Nursing, 2nd ed, Oxford Universtiy Press, 2005

3 倫理的問題

> **臨床疑問23**
>
> 患者の希望が，医療チームが判断する患者の最善と一致するとき，患者の希望に従って輸液を行わない（減量・中止する）ことは，倫理的に許されるか？

推奨 23-1

患者に意思決定能力があり，十分な情報を得たうえで，「輸液を行わない（減量・中止する）」ことを明確に希望する場合，
　①患者の希望と，医療チームの患者の最善についての判断との双方に基づき，両者のコミュニケーションを通しての共同の決定として，輸液を行わない（減量・中止する）ことにする。
　②患者に，支え合って生きる家族がいる場合，上記の患者と医療チームのコミュニケーションに，家族も入って，共同の決定に参加するようにする。

推奨 23-2

患者は「輸液を行わない（減量・中止する）」ことを希望しているが，十分な情報を提供されていない場合，
　①患者が自らの価値観に相応しい希望を形成できるように，十分な情報を提供するよう努める。
　②さしあたって輸液を行わない（減量・中止する）ことを，十分な情報を得たうえでの患者の希望が固まるまでの暫定的な選択とする。
　　(1) 情報を得たうえで形成された患者の希望が，相変わらず輸液を行わない（減量・中止する）ことである場合：推奨23-1へ。
　　(2) 情報を得たうえで形成された患者の希望が，輸液を行う（減量せず続行・開始する）ことである場合：患者にとって甚だしい害にならない限りにおいて，患者の希望を尊重する。
　③家族の決定への参加については，推奨23-1に準じる。

解説

（1）患者に意思決定能力があり，十分な情報を得たうえでの明確な希望があり，かつ，それと医療チームの患者の最善についての判断が一致している場合，「患者の希望に従って，輸液を行わない（減量・中止する）」ことには何の問題もないように思われるかもしれない。確かに結果としてはその選択が推奨されるが，倫理的には，選択は「患者の希望に従う」こと単独ではなく，これと医療チームが「患者にとってそれが最善だと判断している」こととの両方の理由によってなされることに留意すべきである。つまり，この場合，医療チームは，「相手を人として尊重する」と「相手にとって益になるようにする」という2つの倫理的姿勢ないし倫理原則に基づいて行動している。

医療チームの「輸液を行わない（減量・中止する）のが最善だ」との判断が，当該患者の身体状況の評価のみに基づく一般的な判断にとどまっている場合は，患者個別の状況（人生の事情・価値観など）を考慮して，「一般的によいというだけでなく，このかけがえのない人生を生きているこの患者にとって最善だ」という個別化した判断へと進むことが望まれる。

　患者の希望が「十分な情報を得たうえで」形成された，安定したもの（＝informed will：わかったうえでの意思）であることは，コミュニケーションを通して確認する。十分な情報を提供したからといって，患者が十分な情報を得た状態になっているとは限らないからである。

　コミュニケーションの過程を通じて，患者はわかったうえでの意思を形成し，医療者は個別化した判断へと進みつつ，両者ともに納得できる合意に達することを目指すのである（P121，推奨17も参照）。

　(2) 患者に明確な希望があるが，十分情報を提供されていない場合，患者の希望と医療者の最善についての判断は一致しているので，両者は合意することができるが，患者の希望は「わかったうえでの意思」となっていないため，倫理的にはいまだ不十分である。そこで，医療者は，患者の希望が十分な情報を得たうえでのものになるためにどのような支援ができるかを検討する必要がある。

　では，それまでの間，暫定的にどうするかというと，患者の希望に沿って輸液をしない（減量・中止する）のが適切である。なぜなら，患者が十分な情報を提供されていないという理由で，輸液を行う（減量しない・中止しない）なら，それは患者の現在の希望にも医療者の最善についての判断にも反する選択になるためである。

　(3) ここで想定されている状況は，患者と医療チームについて規定していて，家族については，言及していないが，実際の意思決定プロセスにおいて，患者に支え合って生きている家族がいる場合，患者が意思決定能力を備えているかどうかにかかわらず，家族が意思決定プロセスに参加し，どうするかについての共同の決定に加わることが多くの場合望ましく，倫理的にも適切である。なぜなら家族は多くの場合，当事者だからである。つまり，①家族は患者が疾患の進行により厳しい状況に置かれていることの影響を受けて，いろいろな次元の苦痛を受けており，患者と並んで緩和ケアの対象であり，②患者のケアを担うことが期待される立場にあり，③患者と共同の生活を行っている以上，患者の意思決定は，家族の生活にも影響する。そこで，患者の希望と家族の希望の双方を尊重し，また，できるだけ患者の益になるようにするだけでなく，家族の益にも配慮する必要がある。かつ，両者の希望が対立するときには，ただ患者優先という考え方だけでは不十分である。むしろ，コミュニケーションを通して理解を深め，できるだけ一致できるように調整すること，また，両者の利害が対立するときには，患者の益のために家族に耐えられないような負担を負わせるとなると，かえって両者にとって不幸なことになるので，そのようなことにならないよう，調整する必要がある。

（清水哲郎）

▶臨床疑問 24

患者の希望が，医療チームが判断する患者の最善と一致しないとき，患者の希望に従って輸液を行わない（減量・中止する）ことは，倫理的に許されるか？

推奨 24-1

患者に意思決定能力があり，十分な情報を得たうえで，「輸液を行わない（減量・中止する）」ことを明確に希望する場合，

① 患者の希望は十分な情報を得たうえでの，安定した自分らしいもの（＝わかったうえでの意思）となっているか，医療者の最善についての判断は患者の個別の人生の事情を考慮した個別化したものになっているかどうかを確認し，不一致を解消して合意にいたる可能性を探る。

② 十分にコミュニケーションを行ったが両者の意向が一致しない場合，患者の希望に従うことは許容される。

推奨 24-2

患者は「輸液を行わない（減量・中止する）」ことを希望しているが，十分な情報を提供されていない場合，

① 患者の希望の背景を理解し，十分な情報を提供しつつ，患者の人生の物語り・自らの価値観に相応しい希望を形成できるように努める。同時に，医療者の最善についての判断についても，再度，医学的に妥当であるか，また患者の個別の事情に十分配慮したものとなっているかどうかを吟味する。

② この間，輸液を行わない（減量・中止する）ことが，
(1) 取り返しのつかない結果にならない限りは，十分な情報を得たうえでの意思を形成するまでの暫定的な選択として，当面の間，輸液をしない（減量・中止する）ことを選択する。
(2) 取り返しのつかない結果になる可能性があるが合意が得られていない場合は，①患者の希望は十分受け止めて医療者としてよく考えたいこと，②取り返しのつかない事態を避けるため，さしあたって暫定的に必要最低限の輸液を開始・持続し，今後話し合いを進めて，場合によっては輸液を中止・減量することを提案する。

解説

患者の希望と医療者が判断する患者の最善とが一致しない場合，患者の意思と医療者の最善についての判断を比べた場合，前者に優先性があるという理由を挙げて，患者の希望に従うことが適切であるとする見解もある。しかし，患者の「希望」であるという理由だけで，それに従うことは倫理的に不適切である。まずは，両者をともに満たす方途を探すべきだからである。特に，医療チームは患者の最善につ

いての自らの判断を常に吟味し，患者の人生観や価値観について理解を深めたならば，患者の希望がもっともだということになるのではないかと，謙虚に，柔軟に考えていきたい。

（1）患者に意思決定能力があり，十分な情報を得たうえでの明確な希望がある場合，通常，患者の希望と，患者の最善についての医療者の個別化した判断とは一致することが多い。なぜなら，個別化した判断は患者の価値観や人生観を考慮に入れて，最善を考えた結果であるからである。

しかし，価値観や人生観自体が社会通念からみて一般的ではないときに，不一致が解消されない場合があり得る。この場合，コミュニケーションの過程を通して，よく理解し合い，患者が持続する信念に基づいて自発的に希望していること，かつ希望していることが反社会的なものではないことを確認できたならば，患者の希望を尊重した選択を許容することが妥当である。

（2）患者に明確な希望があるが十分な情報を提供されてはいない場合，医療者は，患者の希望が必要十分な情報を得たうえで形成されたものとなるためにどのような支援ができるかを検討する必要がある。ここでは，ただ医学的な情報を「説明する」というだけでなく，患者の人生の事情や価値観について理解しようと努め，ときには患者がこれまで固執していた自らの人生の物語りを書き換え，あるいは価値観の変容が起きるといったことを伴いつつ，安定した希望を形成していくプロセスを支えるといったことが起きる。

患者が事情を理解したうえで安定的な希望を形成するまでの間，患者の希望するように当面輸液を行わない（減量・中止する）ことは，取り返しのつかない結果にならない限り，暫定的な選択として推奨できる。

他方，輸液を行わない（減量・中止する）ことが取り返しのつかない害を患者に及ぼすと考えられる場合，患者の希望は十分受け止めて，医療者としてよく考えたいことや，患者の気持ちに今すぐには添えないことについて許してほしいという医療者の誠意を十分表明したうえで，取り返しのつかない事態を避けるため，暫定的に最低限必要な輸液を開始・持続することもやむをえない場合があると思われる。

他の場合も家族の参加が（前項の解説で説明したように）必要であるが，特に以上に示すような状況においては，医療チームは，家族など患者の目下の意思決定プロセスの当事者にも参加してもらって，よく話し合って合意をしておくことが必要であろう（P117, 推奨 16 も参照）。

（清水哲郎）

▶臨床疑問 25

患者が十分な情報を得たうえで，輸液を拒否する意思を明確に示しており，医療チームが判断する患者の最善とも一致するが，家族が輸液を希望する場合に，輸液を行うことは倫理的に許されるか？

推奨 25

①患者の意思は情報を得たうえで安定的に形成されたものであること，医療者の最善の判断は患者の個別の事情をも考慮した個別化したものであることを確認する。

②家族が輸液を希望する理由を，家族とのコミュニケーションを通して理解するよう努める——家族は十分な情報を得ているかどうか，輸液を希望するのは患者の最善を求めてのことか，患者の真意を推し測ってのことか，あるいは家族の都合ないし苦痛に由来することなのか。

③家族の希望が患者を失う悲嘆に由来すると思われる場合，その嘆きと輸液を希望する思いをもっともなことと受容しつつ，患者の立場に立って，患者自身の希望にも配慮するよう働きかける。

④輸液を行わない（減量・中止する）ことが，患者にとって最善であり，輸液を行うことはかえって患者への負担となり，延命にもならない，あるいは死にいたる最期のプロセスを徒に引き延ばしているだけであることを，家族に理解してもらえるように努める。

⑤以上のことを行ってもなお，家族が輸液を強く希望し続ける場合，近い将来に予想される死別悲嘆への影響を考え，輸液を続けるが量はごく少量に抑えるといった選択により，患者への負担をできるだけ少なくしつつ，家族との折り合いをつける途を探る。

解説

患者と家族を，互いに独立して別々に生きているとみる視点からいえば，問題になっていることは患者本人についてのことであり，意思決定能力のある本人が，よくわかったうえで輸液を拒否している以上は，それに反する選択は不適切だということになろう（患者の自己決定権尊重）。このような見方からは，家族の希望は，本人と話し合って本人が家族の思いに理解を示して，考えを変えるように働きかけるという仕方で，意思決定プロセスに反映するしかないだろう。

しかし，患者と家族の関係については，以上のような見方とともに，両者は互いに支え合って，一緒に生きているとみる視点がある。「別々に生きている」と「一緒に生きている」という二重の見方は，家族内の人間関係だけでなく，すべての人間関係において成り立っているのだが，ことに家族内では，「一緒に生きている」という面が強いのが通常である。一緒に生きているという視点からいえば，問題になっていることは単に患者本人のことではなく，家族に共通のことでもある。そこで推

奨23-1，23-2（P137参照）の解説で言及したように，家族はこの問題についての意思決定プロセスの当事者としてみるべきことになる。そこで，患者が輸液を拒否しており，医療チームもそれが最善だと判断しているからといって，家族の希望に対して「患者の意思優先」といって退けるのは不適切だということになる。患者の罹患と治療は患者の人生だけでなく，家族の人生にも大きく影響しているからこそ，緩和ケアは，患者と家族両者のQOLを高く保つことを目標としているのである。

なお，家族の「一緒」というあり方は，互いのことを思いやり，相手によかれと思って，自己犠牲をも厭わない世話をし合うといった麗しいあり方となって現われることが多いが，また，「一緒」であることが前提なので，患者本人の考えを無視して，家族が勝手に動くといったマイナスのあり方となって現われることもある。「本人には予後が悪いとは言わないで」と家族が言うような場合，本人の苦境を乗り越える力を過小評価し，自らのうちに抱え込むことによって，本人の安らかな気持ちを守ろうという，いわば「愛という名の支配」下に本人を置こうとする力となってしまう。医療チームは家族の親密な関係を尊重しつつ，そのなかでの患者の一個の人としてのあり方を守ることにも留意しなければならないのである。

さて，医療チームは，人間関係には一般に「別々に生きている」と「一緒に生きている」という二重のあり方があり，家族関係にあっては後者が相当強いことを念頭におきながら，患者と家族を交えたコミュニケーションを通して合意に至る努力をすることになる。次の諸点に配慮したい。

- 家族が輸液を希望する思いをよく理解することが問題解決への要となる。よくある思いとしては，患者に少しでも長く生きていて欲しい，医療には死を少しでも先送りする手立てがあるはずだ（例えば輸液のような），患者が最期のときを過ごしているのを何もせずに見ているわけにはいかない，といったものがある。
- このような家族の思いをもっともなこととして肯定的に受け止め，家族の悲しみ（予期悲嘆）を理解する。
- そのうえで，現在の患者にとって輸液がかえって負担になることを説明し，患者が少しでも楽に過ごせることに目を向けるよう働きかける。
- 患者と家族双方のQOLを保つことを目標にする緩和ケアの考え方としては，患者さえよければいいということではなく，患者・家族双方の希望を尊重し，双方の益を目指して，折り合える策を探す。例えば，輸液を中止することが最善であるとしても，ごくわずかの量の輸液に抑えることで家族が納得するようなら，そのような選択にするなど（ただし，もちろん家族が中止に納得するほうがよいに違いないので，これはその方向で努力したうえでの折り合い方である）。
- 家族が患者の最期の経過についてあらかじめ理解をしていることが，こうした問題を起こさないために肝要である。医療チームは早くから折をみて，常々「体が衰えてくると，必要な輸液の量も減ってきます，そういうときに量を多くすると，かえって本人にはつらいことになるんですよ」といった声かけをして，家族のこころの準備をサポートしておく。
- なお，ここで「輸液を希望する家族」というのが遠くの親戚などで，患者のこれまでの経過をみていないで，この段階でやってきて急に輸液をして欲しいと主張する場合は，支え合って生きている家族の場合と同じではない。そのような場合，遠くの親戚は，患者を支えている家族のやり方をも非難するといった言動を伴う

ことが多い。医療チームはこうした状況下では，患者と家族を守る姿勢で，そうした主張をする親戚にきちんと輸液をしない理由を説明し，医学的にこのような選択をするのが適切であると示す（P128，推奨19も参照）。

（清水哲郎）

臨床疑問 26

患者に意思決定能力がなく，以前の意思表示などもなく，輸液に関する希望が不明確な場合，家族の希望に従って，輸液を行う・行わない（減量・中止する）ことは倫理的に許されるか？

推奨 26-1

家族の希望が，医療チームが判断する患者の最善と一致するとき，
①家族との話し合いにおいて，患者の人生を振り返り，どのような生き方をしてきた人か，その人となりを聞き，そういう患者であれば，希望を自ら表明できるとすれば輸液についてどう希望するかを，一緒に考える。
②医療チームの最善についての判断を，上記の話し合いを通して得た患者の人となりや推定される希望を考慮に入れて，当該患者に個別化した最善の判断とする。
③家族の希望が十分な情報（ことに輸液の効果についてなど）を得たうえで，患者の意思と最善および家族自身にとっての益を考えあわせつつ形成されたものであるかどうかを確認し，そうでなければ，そういうものとなるよう支援する。
④以上の確認のうえで，患者本人について推定される希望，家族のわかったうえでの希望，および医療者の患者の最善についての判断の3つに基づいて，輸液を行う・行わない（減量・中止する）の決定を，家族と共同で行う。

推奨 26-2

家族の希望が，医療者が判断する患者の最善と一致しないとき，
①推奨26-1と同様の話し合いや吟味を進める。すなわち，患者の人となりの理解に基づく，輸液についての希望を推定し，家族の希望が，十分な理解を伴うものであるか，そして医療者の判断が患者の事情を理解したうえで個別化したものになっているかどうかを確認し，それらを改善する過程で不一致を解消することができないかを探る。
②不一致が解消できない場合，
　(1) 家族の希望は十分受け止めて，今後も医療者としてよく考えたいこと，
　(2) さしあたって最も妥当と思われる方法（輸液の開始・継続・中止・減量など）をとり，今後話し合いを進めて，家族の希望に適った選択をする可能性を探っていくことを暫定的な対処として提案する。
③ここで家族の思いを理解し，受け容れる対応については，推奨25に準じる（P141参照）。

解説

　患者の希望が明らかでない場合，まずそれを明らかにする努力が行われなくてはならない。患者が意思決定能力を失っている場合は，患者の事前の希望などから現在の希望を推定するよう努力する。患者の生き方や人となり，人生計画や価値観から考えることも有効であろう。努力にもかかわらず患者の希望が推定できない場合は，一般に人はどう希望するかをもって，患者の暫定的に推定された希望としておく。そして，患者の推定された希望に加え，家族の希望と，医療チームによる患者の最善についての判断とを吟味し，改訂しつつ，それらの一致を目指す。

　家族の希望については，それが十分な情報を得たうえで，患者の意思と最善，それから自分たちにとっての利害をも考えあわせつつ形成されたものであるかどうかを吟味し，そうなっていない場合は，そのようなものへとなっていくよう支援する。また，輸液について「なぜ家族が輸液を望む・望まないのか」を理解することを目指す。家族の希望が医学的事実の誤解（輸液をすれば患者が回復するなど）による場合は，家族の誤解を解いて，十分な情報を得たうえでのものになるように努める。

　輸液に関する家族のわかったうえでの希望が医療チームによる患者の最善の判断と一致する場合，家族の希望と医療者の個別化した患者の最善の利益の判断との双方に基づいて，合意に達することができる。

　家族の希望と医療者が最善と考える方針が一致しない場合は，暫定的な対応を選択しながら，対話を継続する。暫定的な対応を選択する場合には，患者にとって害になる行為（身体的なもののみではなく尊厳を侵す事態も含む）は行われてはならないとの立場に立ち，患者に害を与えることがないと考えられる方法のなかから家族が暫定的に合意できる方法を提案する。

　ただし，「患者の害にならない」ということにはある程度の許容範囲が考えられる。緩和ケアは，患者と家族を一つの単位としてケアの対象としており，家族のQOLの向上も医療者が目指す目的に含まれている。したがって，患者にとって益にならないことであっても，害にならない限りにおいて，あるいは「したほうが少しは益になるのにしない」「わずかな害があることをする」といったことを家族の利益（不安を和らげる，安心感を得られるといったことを含む）のために行うことは，好ましいことではないが，許容される場合があり得る。ことに，患者の死後，遺族のこころに不必要な悔いが残らないよう配慮したい。例えば，輸液を全く行わないことが最善であるのに，家族の安心のためにごくわずかではあるが，輸液を行うといった場合である。これはあくまでも「好ましいことではない」ので，こういう選択をしなくてよいように，早い時期からの家族へ働きかけの継続が望ましい。また，家族の患者を失う悲嘆へのケアもあわせ行う。

　以上の点およびその他の点については，推奨24-1，24-2，25の解説ですでに言及した家族への対応も参照されたい（P139〜143参照）。

（清水哲郎）

Ⅳ章
法的問題

1 本ガイドライン委員会の考え方
2 臨床疑問に対する基本的な考え方
3 法的問題に関する解説

1 本ガイドライン委員会の考え方

　本ガイドラインは，治療中止に関する論点も含んでいるため，法的な責任に発展する可能性のあるケースにも言及している。しかし，法的な検討は，個別具体的な事実関係に基づき，専門家の指導の下で行うべきものであるから，本ガイドラインも一定の考え方を示すに留まり，法的責任が免除される行為規範を具体的に示すものではない点に留意されたい。また，上記の理由により，本ガイドラインは裁判等に引用されることを想定していないことを付言する。なお，具体的な行為規範を示すことができない理由は以下のとおりである。

1) 終末期医療の法的側面についてはいまだ十分に検討されておらず，今後異なる方向性の議論が展開される可能性がある。
2) 現段階では，法学者の間でのコンセンサスを提示することが難しい（輸液療法は生命維持の最低限で中止は許されないという意見がある）。
3) 法的な限界を示すことにより，医療者が過度に法的見解に寄りかかったり，逆に萎縮効果を生じる可能性がある。したがって，法的ガイドラインの示し方そのものについて検討の余地がある。
4) 本ガイドラインは，医師個人の裁量権を規制するものではなく，かつ医事紛争や医療訴訟の資料として用いることはガイドラインの目的から逸脱するものである。そのため本ガイドラインは，裁判等に引用されるべきものではないことに留意されたい。

　なお，本ガイドライン第1版（Web）が公表されてから今日までにいくつかの終末期のガイドラインが発出されているので，その主要なものをここに記載する。

- 厚生労働省の指針：終末期医療の決定プロセスに関するガイドライン，同：終末期医療の決定プロセスに関するガイドライン解説編（2007年5月）
- 日本医師会の指針：日本医師会第Ⅹ次生命倫理懇談会．終末期医療に関するガイドライン（2008年2月）
- 日本学術会議の指針：日本学術会議臨床医学委員会終末期医療分科会．終末期医療のあり方について―亜急性型の終末期について（2008年2月14日）
- 救急医療のガイドライン：
  1) 日本集中治療医学会．集中治療における重症患者の末期医療のあり方についての勧告（2006年8月28日）
  2) 日本救急医学会．救急医療における終末期医療に関する提言（ガイドライン）（2007年11月5日）
- 全日本病院協会のガイドライン：全日本病院協会終末期医療に関するガイドライン策定検討会．終末期医療に関するガイドライン―よりよい終末期を迎えるために（2009年5月）

2 臨床疑問に対する基本的な考え方

▶臨床疑問27

意思決定能力のある患者の真摯で，任意，かつ自発的な意思に従って輸液を行わない（減量・中止する）ことは，法的に許されるか？

考察

①医学的治療や検査を尽くし，当該疾病を専門とする他の医師の意見も聞いたうえで，回復の見込みがなく死期が迫っていると合理的に判断され，②患者に対して十分な情報が提供されるとともに十分な説明が行われ，かつ，③それを正しく理解し，適切に判断できると考えられる患者が任意かつ真意に基づく意思を表明していると判断できる場合，法的責任を問われない可能性もある。

▶臨床疑問28

現在，患者に意思決定能力がないが，以前意思決定能力があったときに任意かつ真意に基づく患者の意思がある場合，以前の意思表示に従って輸液を行わない（減量・中止する）ことは，法的に許されるか？

考察

①医学的治療や検査を尽くし，当該疾病を専門とする他の医師の意見も聞いたうえで，回復の見込みがなく死期が迫っていると合理的に判断され，②患者に対して十分な情報が提供されるとともに十分な説明が行われていることが前提となる。そのうえで，患者の事前意思が記録化されているもの（リビング・ウィルなど）や，同居家族など患者の生き方・考え方をよく知る者による患者意思の合理的推測から，③患者の真意と一致すると考えられる場合，法的責任を問われない可能性もある。

▶臨床疑問 29

現在，患者に意思決定能力がないが，輸液を行わないことに関する事前の本人の明確な意思があるなかで，それに一致しない治療を家族が希望する場合，家族の意思に従った輸液療法を選択することは，法的に許されるか？

考察

　家族の意思よりも本人の意思が尊重されるべきであるから，家族の意思のみを理由に輸液を行うことは好ましくない。しかし，本人の意思に反してでも輸液を行うべき場合があることについては，臨床疑問 27 および 28 のとおりである。よって，家族の意思に配慮しつつも本人の意思を中心として慎重な検討を行うことが望ましい。

▶臨床疑問 30

現在，患者に意思決定能力がなく本人の従前の意思も明確でない場合に，家族の意思に従った輸液療法を選択することは，法的に許されるか？

考察

　家族の意思だけで治療方法を決定すべきでないことについては臨床疑問 29 のとおりである。臨床疑問 27 において記載したとおり，輸液を中止できる場合は例外的ケースであるから，患者の意思が不明確である場合は原則として輸液を行うべきと考えられる。

3 法的問題に関する解説

　本項では，終末期がん患者に対する輸液療法について判断するにあたって配慮すべき法的考慮要素（法的には違法性を阻却する要件）を示す。法は，ある一定の範囲（法的に決められた準則）を越えた場合に，違法と「評価」する規範として働く。違法とは，刑事的には構成要件に該当し違法性阻却事由がない状態を，民事的には債務不履行や不法行為を指す。これらの評価規範をみることにより，行為規範をある程度推測することができる。

　本項では，まず，①死を招く行為に関する法的な考え方について検討する（これは主に刑事法的観点になる），次に，②本人や家族の意思の位置付けを検討する（これは主に民事法的観点になる），最後に，③評価規範となる判例を紹介する。

1 死を招く行為に関する法的な考え方

　死を招く行為に関する刑法の規定を**資料1**にまとめた。

　自殺（自ら命を絶つ行為そのもの）は法的には処罰規定がないが，「人を教唆し若しくは幇助して自殺させ，又は人をその嘱託を受け若しくはその承諾を得て殺した者は，6月以上7年以下の懲役又は禁錮に処する」（刑法202条）とされ，本人でない者の（本人の）「自殺関与と同意殺人」を処罰の対象としている。また，判決では「生命が地球よりも重い（最高裁判所判決昭和23年3月12日）」，「疑わしきは生命の利益に（in dubio pro vita）」（川崎協同事件1審判決：横浜地方裁判所判決平成17年3月25日）と説示されており，法は死を招く行為について保守的で，生命倫理学的にいえば「生命の神聖性原則」を重視する立場と評価される。

　したがって，法的な観点から，死を招く行為をする（または，死を防ぐ行為を意図的にしない）ことの違法性を一般的に論ずる場合，適法とされる要件は倫理的観点より厳しいものとなる。

　現在までで，終末期の治療行為に関連する判断を示した判決例を**資料2, 3**で示した。

資料1　死に関する刑法の規定

35条	正当行為	法令又は正当な業務による行為は，罰しない
199条	殺人	人を殺した者は，死刑又は無期若しくは3年以上の懲役に処する
202条	自殺関与及び同意殺人	人を教唆し若しくは幇助して自殺させ，又は人をその嘱託を受け若しくはその承諾を得て殺した者は，6月以上7年以下の懲役又は禁錮に処する
204条	傷害	人の身体を傷害した者は，10年以下の懲役又は30万円以下の罰金若しくは科料に処する
205条	傷害致死	身体を傷害し，よって人を死亡させた者は，2年以上の有期懲役に処する
217条	単純遺棄	老年，幼年，身体障害又は疾病のために扶助を必要とする者を遺棄した者は，1年以下の懲役に処する
218条	保護責任者遺棄	老年者，幼年者，身体障害者又は病者を保護する責任がある者がこれらの者を遺棄し，又はその生存に必要な保護をしなかったときは，3月以上5年以下の懲役に処する
219条	遺棄等致死傷	前2条の罪を犯し，よって人を死傷させた者は，傷害の罪と比較して，重い罪により処断する

資料2　東海大学事件の1審判決

通称名	東海大学事件
事件発生	1991年（平成3年）4月
判　決	1995年（平成7年）3月28日
被告人（当時）	東海大学医学部助手・34歳
犯行に至る経緯	被告人は，1991年4月から，東海大学付属病院の内科医として，多発性骨髄腫の患者Aの治療に加わっていた。その診断名は長男ないしその妻にだけ知らされていた。4月11日の被告人の診断では，予後は，4，5日から1週間で，事件の13日には，すでに意識レベルは疼痛刺激に反応せず，対光反射もなく，舌根沈下がみられ，呼吸はビオ様（いびきのような呼吸）であった。 （a）同日午前11時ころ，長男等から，「これ以上苦しむ姿を見ていられない。苦しみから解放させてやりたい。早く家に連れて帰りたい」ので，点滴やフォーリーカテーテル等を外して欲しい旨の強い要望を受け，いったんは家族への説得を試みたが聞き入れてもらえず，すべての治療行為を中止した。 （b）しかし，なお，荒い苦しそうないびきを見て，長男から再三の要求を受け，死期を早めるかしれないが，いびきを押さえるため，午後6時15分ころ，呼吸抑制の副作用のある鎮静剤ホリゾン，同7時には，抗精神病薬セレネースを，それぞれ通常の2倍の量を短時間に静脈注射した。
起訴 （罪となるべき） 事実	被告人は，このような処置にかかわらず，相変わらずいびきをかくような苦しそうな呼吸をしていることから，長男は，「先生は何をやっているのですか。まだ息をしているじゃないですか。どうしても今日中に父を家に連れて帰りたい。何とかしてください」と激しい口調で迫ったため，被告人は，追い詰められたような心境から，要求どおり，患者にすぐ息を引き取らせてやろうとして，午後8時35分ころ，通常の2倍のワソラン（徐脈，一過性心停止等の副作用がある塩酸ベラパミル製剤）を静脈注射し，脈拍等に変化がないので，続いてKCL（心臓伝導障害の副作用があり，希釈しないで使用すれば心停止を引き起こす作用のある塩化カリウム製剤）を静脈注射し，午後8時46分，急性高カリウム血症に基づく心停止により死亡させた。
家族等の態度	・長男等から，「これ以上苦しむ姿を見ていられない。苦しみから解放させてやりたい。早く家に連れて帰りたい」ので，点滴やフォーリーカテーテル等を外して欲しい旨の強い要望。 ・長男は，「先生は何をやっているのですか。まだ息をしているじゃないですか。どうしても今日中に父を家に連れて帰りたい。何とかしてください」と激しい口調で迫った。
治療中止の要件	1）患者が治癒不可能な病気に冒され，回復の見込みがなく死が避けられない末期状態にある。 2）治療行為の中止を求める患者の意思表示が存在し，それは治療行為の中止を行う時点で存在すること。患者の事前の意思表示が何ら存在しない場合は，家族の意思表示から患者の意思を推測することが許される。…そのためには，意思表示をする家族が，患者の性格，価値観，人生観等について十分に知り，その意思を適確に推定しうる立場にあることが必要であり，さらに患者自身が意思表示する場合と同様，患者の病状，治療内容，予後等について，十分な情報と正確な知識を有していることが必要である。そして，患者の立場に立ったうえでの真摯な考慮に基づいた意思表示でなければならない。 3）治療行為の中止の対象となる措置は，薬物投与，化学療法，人工透析，人工呼吸器，輸血，栄養・水分補給など，疾病を治療するための治療措置および対症療法である治療措置，さらには生命維持のための治療措置など，すべてが対象となってもよい。しかし，どのような措置を何時どの時点で中止するかは，死期の切迫の程度，当該措置の中止による死期への影響の程度等を考慮して，医学的にももはや無意味であるとの適正さを判断し，自然の死を迎えさせるという目的に沿って決定されるべきである。
判　決	懲役2年・執行猶予2年

資料3　川崎協同事件の1審，控訴審，上告審判決

通称名	川崎協同事件（1審）
事件発生	1998年（平成10年）11月
判　決	横浜地方裁判所 2005年（平成17年）3月25日
治療中止の要件	1）患者に対し，医学的に治療や検査を尽くし，他の医師の意見も聞いた確定的診断により，回復の見込みがなく死期が迫っていること。 2）（十分な情報が提供され，それについて十分な説明がされていること）それを理解し判断できる患者が任意かつ真意に基づく意思を表明すること。 　意思の表明，直接患者の意思確認ができない場合においても，…真意の探求を行うことが望ましい。その真意探求にあたっては，本人の事前の意思が記録化されているもの（リビング・ウィル等）や同居している家族等，患者の生き方・考え方をよく知る者による患者の意思の推測等もその確認の有力な手がかりとなる。…真意が確認できない場合は，「疑わしきは生命の利益に」医師は患者の生命保護を優先させ，医学的に最も適応した諸措置を継続すべきである。 　医師があるべき死の迎え方を患者に助言することはもちろん許されるが，それはあくまで参考意見に止めるべきであって，本人の死に方に関する価値判断を医師が患者に代わって行うことは，相当ではない。
1審判決	懲役3年・執行猶予5年
	川崎協同事件（控訴審）
事件発生	1998年（平成10年）11月
判　決	東京高等裁判所 2007年（平成19年）2月28日
治療中止の要件	本件患者のように急に意識を失った者については，元々自己決定ができないことになるから，家族による自己決定の代行（これが「前者」）か家族の意見等による患者の意思推定（これが「後者」）かのいずれかによることになる。前者については，代行は認められないと解するのが普通であるし，代行ではなく代諾にすぎないといっても，その実体にそう違いがあるとも思われない。そして，家族の意思を重視することは必要であるけれども，そこには終末期医療に伴う家族の経済的・精神的な負担等の回避という患者本人の気持ちには必ずしも沿わない思惑が入り込む危険性がつきまとう。…自己決定権という権利行使により治療中止を適法とするのであれば，このような事情の介入は，患者による自己決定ではなく，家族による自己決定にほかならないことになってしまうから否定せざるを得ないということである。後者については，現実的な意思（現在の推定的意思）の確認といってもフィクションにならざるを得ない面がある。患者の片言隻句を根拠にするのはおかしいともいえる。意識を失う前の日常生活上の発言等は，そのような状況に至っていない段階での気軽なものととる余地がある。本件のように被告人である医師が患者の長い期間にわたる主治医であるような場合ですら，急に訪れた終末期状態において，果たして患者が本当に死を望んでいたかは不明というのが正直なところであろう。
高裁判決	懲役1年6カ月・執行猶予3年に軽減
	川崎協同事件（上告審）
事件発生	1998年（平成10年）11月
判　決	最高裁判所 2009年（平成21年）12月7日
治療中止の要件	1）本件患者（当時58歳。以下「被害者」という）は，平成10年11月2日（以下「平成10年」の表記を省略する），仕事帰りの自動車内で気管支喘息の重積発作を起こし，同日午後7時ころ，心肺停止状態でA病院に運び込まれた。同人は，救命措置により心肺は蘇生したが，意識は戻らず，人工呼吸器が装着されたまま，集中治療室（ICU）で治療を受けることとなった。被害者は，心肺停止時の低酸素血症により，大脳機能のみならず脳幹機能にも重い後遺症が残り，死亡する同月16日まで昏睡状態が続いた。 2）被告人は，同病院の医師で，呼吸器内科部長であったものであり，11月4日から被害者の治療の指揮を執った。被害者の血圧，心拍等は安定していたが，気道は炎症を起こし，喀痰からは黄色ブドウ球菌，腸球菌が検出された。被告人は，同日，被害者の妻や子らと会い，同人らから病院搬送に至る経緯について説明を受け，その際，同人らに対し，被害者の意識の回復は難しく植物状態となる可能性が高いことなど，その病状を説明した。 3）その後，被害者に自発呼吸がみられたため，11月6日，人工呼吸器が取り外されたが，舌根沈下を防止し，痰を吸引するために，気管内チューブは残された。同月8日，被害者の四肢に拘縮傾向がみられるようになり，被告人は，脳の回復は期待できないと判断するとともに，被害者の妻や子らに病状を説明し，呼吸状態が悪化した場合にも再び人工呼吸器を付けることはしない旨同人らの了解を得るとともに，気管内チューブについては，これを抜管すると窒息の危険性があることからすぐには抜けないことなどを告げた。

	4）被告人は，11月11日，被害者の気管内チューブが交換時期であったこともあり，抜管してそのままの状態にできないかと考え，被害者の妻が同席するなか，これを抜管してみたが，すぐに被害者の呼吸が低下したので，「管が抜けるような状態ではありませんでした」などと言って，新しいチューブを再挿管した。 5）被告人は，11月12日，被害者をICUから一般病棟である南2階病棟の個室へ移し，看護婦（当時の名称。以下同じ）に酸素供給量と輸液量を減らすよう指示し，急変時に心肺蘇生措置を行わない方針を伝えた。被告人は，同月13日，被害者が一般病棟に移ったことなどをその妻らに説明するとともに，同人に対し，一般病棟に移ると急変する危険性が増すことを説明したうえで，急変時に心肺蘇生措置を行わないことなどを確認した。 6）被害者は，細菌感染症に敗血症を合併した状態であったが，被害者が気管支喘息の重積発作を起こして入院した後，本件抜管時までに，同人の余命等を判断するために必要とされる脳波等の検査は実施されていない。また，被害者自身の終末期における治療の受け方についての考え方は明らかでない。 7）11月16日の午後，被告人は，被害者の妻と面会したところ，同人から，「みんなで考えたことなので抜管してほしい。今日の夜に集まるので今日お願いします」などと言われて，抜管を決意した。同日午後5時30分ころ，被害者の妻や子，孫らが本件病室に集まり，午後6時ころ，被告人が准看護婦とともに病室に入った。被告人は，家族が集まっていることを確認し，被害者の回復をあきらめた家族からの要請に基づき，被害者が死亡することを認識しながら，気道確保のために鼻から気管内に挿入されていたチューブを抜き取るとともに，呼吸確保の措置も採らなかった。 8）ところが，予期に反して，被害者が身体をのけぞらせるなどして苦悶様呼吸を始めたため，被告人は，鎮静剤のセルシンやドルミカムを静脈注射するなどしたが，これを鎮めることができなかった。そこで，被告人は，同僚医師に助言を求め，その示唆に基づいて筋弛緩剤であるミオブロックをICUのナースステーションから入手したうえ，同日午後7時ころ，准看護婦に指示して被害者に対しミオブロック3アンプルを静脈注射の方法により投与した。被害者の呼吸は，午後7時3分ころに停止し，午後7時11分ころに心臓が停止した。 2　所論は，被告人は，終末期にあった被害者について，被害者の意思を推定するに足りる家族からの強い要請に基づき，気管内チューブを抜管したものであり，本件抜管は，法律上許容される治療中止であると主張する。 しかしながら，上記の事実経過によれば，被害者が気管支喘息の重積発作を起こして入院した後，本件抜管時までに，同人の余命等を判断するために必要とされる脳波等の検査は実施されておらず，発症からいまだ2週間の時点でもあり，その回復可能性や余命について的確な判断を下せる状況にはなかったものと認められる。そして，被害者は，本件時，昏睡状態にあったものであるところ，本件気管内チューブの抜管は，被害者の回復をあきらめた家族からの要請に基づき行われたものであるが，その要請は上記の状況から認められるとおり被害者の病状等について適切な情報が伝えられたうえでされたものではなく，上記抜管行為が被害者の推定的意思に基づくということもできない。以上によれば，上記抜管行為は，法律上許容される治療中止にはあたらないというべきである。 そうすると，本件における気管内チューブの抜管行為をミオブロックの投与行為と併せ殺人行為を構成するとした原判断は，正当である。
最高裁判決	上告棄却，高裁判決確定

2 本人や家族の意思の位置付け

❶ 本人の意思

1）意思決定能力がある患者の意思を尊重するというルール

　憲法に基礎をおく（前文の趣旨，11 条，13 条等）自己決定権は，法的な価値に序列があるとすると，より高い地位に位置する。もっとも，自己決定権に何を盛り込むか，自己決定権の内在的制約（固有の制限）は何か，自己決定権と他の権利とを調整するルールは何かについては，論者によって見解がまちまちである。

　自己決定権と同じような趣旨で出てきたのが，エホバの証人の輸血拒否という自己決定をどこまで尊重するかという論点で出てきた人格権という考え方である。人格権とは，人が人として人格の尊厳を維持して生活するうえで，その個人と分離することのできない人格的諸利益の総称をいうが，自由，名誉，プライバシー，身体などを基本内容とし，貞操，肖像，氏名，信用等も含まれると解釈される。エホバの証人の患者の輸血拒否に関して，人格権の侵害を理由に損害賠償を認めた最高裁判例は，「患者が，輸血を受けることは自己の宗教上の信念に反するとして，輸血を伴う医療行為を拒否するとの明確な意思を有している場合，このような意思決定をする権利は，人格権の一内容として尊重される。医師は，右の意思を知っていたなどの事情の下で，手術の際に輸血以外には救命手段がない事態が生ずる可能性を否定し難いと判断したときは，患者に対し，そのような事態に至ったときには輸血するとの方針を採っていることを説明して，手術を受けるか否かを患者自身の意思決定にゆだねるべきである。医師がこのような説明をしないで手術を施行し，右方針に従って輸血をした場合には，患者が輸血を伴う可能性のあった手術を受けるか否かについて意思決定をする権利を奪ったことになり，同人の人格権を侵害したものとして，その精神的苦痛を慰謝すべき責任を負う」と判示している（最高裁判所判決 2000 年 2 月 29 日）。

2）意思決定能力がない場合に事前の意思を尊重する仕組みや判断

　判例上は，意思決定能力がある患者の意思を尊重するというルールを支持する考えが出ているが，決定をする際に意思決定能力がないケースにおいて，患者が事前に示した意思を尊重してもよいかどうかという問題に関する法的判断については，実例が極めて乏しい。

　まず，事前の意思を尊重する制度としては，国際的には，リビング・ウィル「書面による生前の意思表示」〔「治る見込みがなく，死期が近いときには単なる延命医療を拒否することをあらかじめ書面に記しておき，がんの末期などで実際にそのような状態になり，本人の意思を直接確かめられないときはその書面に従って治療方針を決定する」（第 4 回終末期医療に関する調査等検討会報告書，2004 年）や，意思決定を第三者に依頼する持続的代理制度（durable power of attorney）〕がある。なお，本ガイドライン第 1 版（Web）以降の終末期ガイドラインは先に記載した（P148 参照）。

　本邦では，1994 年に日本学術会議が尊厳死（「助かる見込みがない患者に延命治療を実施することを止め，人間としての尊厳を保ちつつ死を迎えさせること」）を容

認し，事前の意思を尊重する提言を出した。しかし，リビング・ウィルを尊重することを定めた法制度はない。遺言や，高齢者の財産管理の代理について規定した成年後見法では，医療上の決定は含まれないと解されている。

❷ 家族の意思
――事前の意思表示がないまま意思決定能力がなくなった患者の治療決定を行ううえでの家族の意思

事前の意思表示がないまま患者の意思決定能力がなくなった場合，家族の意思がどのような効果を有するかについて，法的には明確な規定はない。患者が承諾できない状態にある場合，つまり，精神疾患，意識障害がある場合などにおいては，誰がどのように判断するのかの問題が臨床上生じる。患者が未成年者の場合は，親権者や法定代理人の承諾の代行・代諾が可能とされる。患者が成年の場合は，明確な根拠はないが，一応考慮すべき諸規定として，民法では，身分法の分野で，配偶者の間では，同居・協力・扶養義務（民法752条），親子の関係では，親権（監護・教育・財産管理・代理・扶養）（民法820〜824条），親族（6親等内の血族，配偶者，3親等内の姻族，民法725条）との間では扶養の権利義務（民法877条）が生じる。相続法の分野では，子（民法887条），直系尊属，兄弟姉妹（民法889条），配偶者（民法890条）で相続権を有する。また，財産法の分野では，父母・配偶者・子は，慰謝料請求権を有する（民法711条）としている。

しかし，これらの諸規定では，医療，特に終末期に，どのような範囲で誰に本人に代わる意思表示を有効にする権限を与えるのかについては，明確にされていない。

近時全面改正された「臨床研究に関する倫理指針」（厚生労働省，2008年7月31日）では，代諾について次のような規定がおかれている。

提供者本人から受けることができず，代諾者等からインフォームド・コンセントを受けることができる場合の，代諾者の選定の基本的考え方：

研究責任者は，代諾者について，一般的には，以下に定める人の中から，提供者の家族構成や置かれている状況等を勘案して，提供者の推測される意思や利益を代弁できると考えられる人が選定されることを基本として，研究計画書に代諾者を選定する考え方を記載しなければならない。

（本人が生存しているが，有効な意思表示ができない場合）⇒代諾者
イ　当該被験者の法定代理人であって，被験者の意思及び利益を代弁できると考えられる者
ロ　被験者の配偶者，成人の子，父母，成人の兄弟姉妹若しくは孫，祖父母，同居の親族又はそれらの近親者に準ずると考えられる者

（本人が亡くなっている場合）⇒遺族
イ　死亡した被験者の配偶者，成人の子，父母，成人の兄弟姉妹若しくは孫，祖父母，同居の親族又はそれらの近親者に準ずると考えられる者

3 先　例

　本邦では，終末期の事例が裁判所に持ち込まれることは少ないが，東海大学事件（1審）と川崎協同事件（1審，控訴審，上告審）の判決はいずれも，治療中止についての法学的判断として貴重である．もっとも，どの判決も，治療中止を認めたものではないので，中止のための要件は厳密には示されていない．

　なお，東海大学事件の1審判決は，終末期における患者の自己決定の尊重と，医学的判断に基づく治療義務の限界を根拠とするが，その治療行為には，薬物投与，透析，人工呼吸器，水分・栄養補給を含むとしたうえで，一定の条件下において，すなわち，①治癒不可能，回復の見込みがなく，かつ，死が避けられない，そして，②患者の意思表示（現在の意思表示，事前の意思表示，または，十分に推定される意思）がある場合には，これらの治療を中止することが許容されるとしている．

　もっとも，地方裁判所の判決は，傍論（結論を導く際の必須の項目でない）であり，1審判決であることから，先例としての価値はそれほど高いものではないことに留意する必要がある．また，治療措置の中止に，水分・栄養補給を含めてよいかについては異論があり，法学的に一致した見解はない．

（稲葉一人）

【参考文献】
1) 秋葉悦子．生命に対する罪と被害者の承諾—生命の尊重か自己決定権の尊重か．現代刑事法 2004；6（3）：42-6
2) 大谷　實．医療行為と法（弘文堂法学選書11），新版補正版，1995
3) 平野龍一．刑法総論Ⅱ，有斐閣，1972
4) 加藤久雄．末期医療と法：安楽死・尊厳死．医事刑法入門，東京法令出版，1996
5) 町野　朔．患者の自己決定権と法，東京大学出版会　1986
6) 町野　朔，他編．安楽死・尊厳死・末期医療，信山社，1997
7) 植木　哲．ターミナル・ケアの法律学—東海大学判決と尊厳死・安楽死．医療の法律学，第3版，有斐閣，2003
8) 内藤　謙．安楽死．法学教室 1984；41号
9) 田中成明　編．生命倫理への法的関与の在り方について．現代法の展望，有斐閣　2004
10) 甲斐克則．新規医療テクノロジーをめぐる生命倫理と刑事規制．刑法雑誌 2004；44：1-63
11) 板倉　宏．新訂 刑法総論，補訂版，勁草書房，2001
12) 福田　平．全訂 刑法総論，第4版，有斐閣，2004
13) 位田隆一．医療を規律するソフト・ローの意義．生命倫理と法，弘文堂，2005
14) 佐伯仁志．末期医療と患者の意思・家族の意思．ケース・スタディ 生命倫理と法，有斐閣，2004
15) 稲葉一人．終末期における法と判例．日本の生命倫理，九州大学出版会，2007，pp209-39
16) 稲葉一人．生命という価値と法．生命という価値，九州大学出版会，2007，pp192-217
17) 日本老年医学会．「高齢者の終末期に医療およびケア」に関する日本老年医学会の「立場表明」，2012
18) 東京都立病院倫理委員会．都立病院における末期医療の在り方について．2001年2月
19) 日本学術会議「死と医療特別委員会」．死と医療特別委員会最終報告書—尊厳死について．1994年5月26日
20) 日本医師会第Ⅲ次生命倫理懇談会．「末期医療に臨む医師の在り方」についての報告．厚生労働省「終末期医療に関する調査等検討会」議事録（第1〜第3回），1992年3月9日
21) がん医療における緩和医療及び精神腫瘍学の在り方とその普及に関する研究班．がん医療における緩和医療のあり方に関する調査研究．（平成15年度厚生労働科学研究費補助金 効果的医療技術の確立推進臨床研究事業）

22) 厚生労働省の指針：終末期医療の決定プロセスに関するガイドライン，同：終末期医療の決定プロセスに関するガイドライン解説編，2007年5月
23) 日本医師会の指針：日本医師会第X次生命倫理懇談会．終末期医療に関するガイドライン，2008年2月
24) 日本学術会議の指針：日本学術会議臨床医学委員会終末期医療分科会．終末期医療のあり方について―亜急性型の終末期について，2008年2月14日
25) 日本集中治療医学会．集中治療における重症患者の末期医療のあり方についての勧告，2006年8月28日
26) 日本救急医学会．救急医療における終末期医療に関する提言（ガイドライン）」，2007年11月5日
27) 全日本病院協会のガイドライン：全日本病院協会終末期医療に関するガイドライン策定検討会．終末期医療に関するガイドライン―よりよい終末期を迎えるために，2009年5月

V章
資料

1. 作成過程
2. 文献検索式
3. 海外他機関によるガイドラインの要約
4. 今後の検討課題

Ⅴ章 資料

1 作成過程

　本ガイドラインは，日本緩和医療学会の「緩和医療ガイドライン委員会輸液ガイドライン改訂作業部会」（現 改訂WPG）が作成した。作成手順は，『診療ガイドラインの作成の手順』（福井次矢，丹後俊郎）に準じて作成した。推奨の強さとエビデンスレベルに関しては，第Ⅰ章-3「推奨の強さとエビデンスレベル」にて定め評価を行った。

1 概　要

　日本緩和医療学会において「輸液ガイドライン改訂作業部会」（以下，委員会）を組織し，ガイドラインの作成目的を明確にした。第1版（Web）の臨床疑問を基本に各委員から臨床疑問案を収集し，委員会において臨床疑問を作成した。続いて，委員が分担して，系統的文献検索を行い該当文献を収集し，基準を満たす論文について構造化抄録を作成後，臨床疑問に対する原案を作成した。原案は，デルファイ法に従って合意が得られるまで修正した。さらに，評価委員の評価を得たあとに，再びデルファイ法を行い最終版を作成した。

2 臨床疑問の設定

　収集した臨床疑問をPECO形式（P：患者，E：曝露，C：比較，O：結果）に定式化した。定式化された臨床疑問を解決できる臨床研究が存在しなかった場合には，より包括的な臨床疑問を作成した。身体的苦痛・生命予後25，精神面・生活への影響10，倫理的問題4，法的問題4の合計43の臨床疑問をおいた。

3 系統的文献検索

　統一した検索語がなく，臨床疑問ごとに検索を行っても必要な文献を得ることができなかったため，第1版（Web）と同じ検索式を用いて終末期がん患者に対する人工的水分・栄養補給に関する論文を包括的に探索した。
　下記の結果得た132件について構造化抄録を作成した。また，資料として，既存のガイドラインとして検索式から得られた10件を得た。

1）「身体的苦痛・生命予後」「精神面・生活への影響」に関するもの

　以下の(1)〜(2)に該当する論文89件（「身体的苦痛・生命予後」50件，「精神面・生活への影響」39件）を得た。

　(1) 1980年から2010年11月までに出版された英語，または，日本語の医学論文をPubMedによって検索した。検索式は，「(palliative OR hospice OR end-of-life OR terminal OR advanced OR cachexia OR cachexic) AND (neoplasms OR neoplastic OR cancer OR carcinoma OR malignant OR malignancy) AND ("nutritional support"（MeSH）OR nutrition OR "fluid therapy"（MeSH）OR rehydration OR dehydration OR hydration)」とした。
　該当した論文1,831件のうち，以下の基準に当てはまる論文65件を得た。
［適格基準］
・がん患者における人工的水分・栄養補給に関する実証研究の原著論文，系統的レ

ビュー，メタアナリシス，あるいは，ガイドライン
・Primary end-point が quality of life（QOL），身体的苦痛，精神的苦痛，生活への影響，または，生命予後のもの。あるいは，実態調査。

[除外基準]
・対象が小児に限定されているもの
・対象が頭頸部がん，食道がん，肝硬変・肝臓癌，嚥下障害に限定されているもの
・対象が化学療法，放射線治療，外科治療を受ける患者に限定されているもの
・対象が特殊な病態（瘻孔形成，乳び腹水，高 Ca 血症，糖尿病性ケトアシドーシスなど）に限定されているもの
・手技に関連するもの
・Primary end-point が非臨床的指標のもの（サイトカイン，栄養学的指標，免疫学的指標など）
・栄養状態，脱水，または，体液貯留の評価方法に関するもの
・栄養状態と生命予後の相関研究
・対象が非終末期患者（例えば，生命予後が 6 カ月以上など）に限定されているもの
・Full-length paper のある同一著者による短報

(2) (1)および，(1)で検索された 2000 年以降のレビュー論文の引用文献から 24 件を得た。

2)「倫理・法律」に関するもの

倫理・法的領域の文献として，検索式「(palliative OR hospice OR end-of-life OR terminal OR advanced OR cachexia OR cachexic) AND (ethic* OR legal* OR medicolegal*) AND (neoplasms OR neoplastic OR cancer OR carcinoma OR malignant OR malignancy) AND ("nutritional support" (MeSH) OR nutrition OR "fluid therapy" (MeSH) OR rehydration OR dehydration OR hydration)」から得られた 74 件のうち，生命倫理学的・法的考察が明記されているもの 17 件とそれらの引用文献 2 件の 19 件を得た。

3)「生理学的問題」に関するもの

生理学的問題（栄養必要量）については，検索式「(palliative OR hospice OR end-of-life OR terminal OR advanced OR cachexia OR cachexic) AND (neoplasms OR neoplastic OR cancer OR carcinoma OR malignant OR malignancy) AND (energy expenditure OR caloric expenditure)」から得られた 723 件のうち，primary end-point が resting energy expenditure であるもの 24 件を得た。

4 妥当性の検証

1) 1 回目のデルファイ法

判断の資料とするために作成した構造化抄録を委員に配布した。
119 項目の臨床疑問および背景知識のそれぞれについて妥当性を 1（適切でない）から 9（適切である）の 9 件法で評価を求めた。その結果，中央値 8 以上の項目が 46 項目（最小と最大の差が 5 以下：43 項目，6 以上：3 項目），中央値が 7 以上 8 未

満の項目が54項目であり，中央値が7未満の項目が19項目であった。項目ごとに中央値，最小値，最大値を各委員に公開し，会議によって相違点を議論した。

2）2回目のデルファイ法

　修正した臨床疑問の推奨および背景知識のガイドライン草稿についてその妥当性の評価を求めた。その結果，中央値8以上の項目が104項目（最小と最大の差が5以下：100項目，6以上：4項目），中央値が7以上8未満の項目が15項目であった。主要な意見の相違を認めないと考え，小修正を加えたものを委員会の暫定稿とした。

3）3回目のデルファイ法

　再び修正したガイドライン草稿（推奨のみ）の83項目の妥当性の評価を求めた。その結果，中央値8以上の項目が82項目（最小と最大の差が5以下：74項目，6以上：8項目），中央値が7以上8未満の項目が1項目であった。

4）評価委員による評価

　委員会の暫定稿に対して，評価委員（本ガイドラインの作成に関与していなかった医師6名と看護師1名，その他の専門家1名，うち日本緩和医療学会以外の委員4名を含む）計8名に，自由記述による評価を依頼した。

5）4回目のデルファイ法

　評価委員の評価をふまえて，再び修正したガイドライン草稿の妥当性の評価を求めた。その結果，すべての項目で中央値が8以上，かつ最小と最大の差が5以下であった。主要な意見の相違を認めないと考え，小修正を加えたものを委員会の決定稿とした。

6）AGREE評価表による評価

　決定稿について，委員の小山　弘とガイドラインの作成に関わっていない四方　哲により，AGREE評価法（2001）による評価を行った〔ガイドラインの研究・評価用チェックリスト Appraisal of Guidelines for Research & Evaluation(AGREE) instrument，http://www.mnc.toho-u.ac.jp/mmc/guideline/AGREE-final.pdf〕。

　AGREE評価法に基づきガイドラインを評価したところ，利害関係者の参加に関しては，患者の価値観や好みが十分に考慮されていないこと，ガイドラインの想定する利用者で既に試行されていないこと，作成の厳密さに関しては，ガイドラインの公表に先立って外部審査がなされていないこと，適用可能性に関しては，推奨の適用にあたって予想される制度・組織上の障碍が論じられていないこと，推奨の適用に伴う付加的な費用（資源）が考慮されていないこと，ガイドラインにモニタリング・監査のための主要な基準が示されていないことが指摘された。

　このうち，患者の価値観や好みを反映するには，ガイドライン作成に患者会の代表者などが参加することや質的研究の結果を反映するよう指摘された。作成の厳密さを高めるためには，ガイドライン作成に関わっていない外部評価者による評価方法を明確にすることが指摘された。本ガイドラインを施行した臨床研究を反映する

こと，ガイドラインを遵守することに関してのモニタリング・監査のための方法を提案することも，次回の改訂時に検討するよう指摘された。

全般評価では，本ガイドラインが診療に用いられることを強く推奨すると評価された。

❺ 緩和医療学会の承認

本ガイドラインは，日本緩和医療学会理事会により承認された。

（二村昭彦）

2 文献検索式

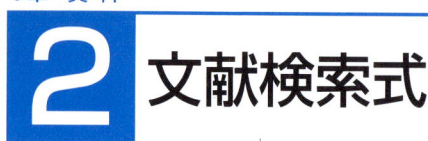

1 身体的苦痛・生命予後

1 身体的苦痛

[臨床疑問1]（P69参照）
輸液は総合的QOL指標を改善するか？

以下の検索式でPUBMEDを検索したところ，1,831件が該当した．これに加えて，hand search，Cochrane Libraryの該当項目，既存のガイドラインなどの引用文献を検索したが，臨床疑問に関連し，適格基準を満たすものは1件であった．
＃1 AND ＃2 AND ＃3の適格論文の中から，輸液と総合的QOL指標に関する記載があった11件につき検討した．

＃1　palliative OR hospice OR end-of-life OR terminal OR advanced OR cachexia OR cachexic
＃2　neoplasms OR neoplastic OR cancer OR carcinoma OR malignant OR malignancy
＃3　"nutritional support" [mesh] OR nutrition OR "fluid therapy" [mesh] OR rehydration OR dehydration OR hydration
Limits：1980/01/01 to 2010/11/30, Humans, English, Japanese

[臨床疑問2]（P73参照）
輸液は腹水による苦痛を悪化するか？　輸液の減量は腹水による苦痛を軽減するか？

以下の検索式でPUBMEDを検索したところ，134件が該当した．これに加えて，hand search，Cochrane Libraryの該当項目，既存のガイドラインなどの引用文献を検索したが，臨床疑問に関連し，適格基準を満たすものは0件であった．
＃1 AND ＃2 AND ＃3 AND ＃4の適格論文の中から，輸液と腹水に関する記載があった6件につき検討した．

＃1　palliative OR hospice OR end-of-life OR terminal OR advanced OR cachexia OR cachexic
＃2　neoplasms OR neoplastic OR cancer OR carcinoma OR malignant OR malignancy
＃3　"nutritional support" [mesh] OR nutrition OR "fluid therapy" [mesh] OR rehydration OR dehydration OR hydration
＃4　ascites
Limits：1980/01/01 to 2010/11/30, Humans, English, Japanese

[臨床疑問3]（P76参照）
輸液は嘔気・嘔吐を改善するか？　輸液の減量は嘔気・嘔吐を改善するか？

以下の検索式でPUBMEDを検索したところ，277件が該当した．これに加えて，hand search，Cochrane Libraryの該当項目，既存のガイドラインなどの引用文献を検索したが，臨床疑問に関連し適格基準を満たすものは0件であった．
＃1 AND ＃2 AND ＃3 AND ＃4の適格論文の中から，輸液と嘔気・嘔吐に関する記載があった9件につき検討した．

＃1　palliative OR hospice OR end-of-life OR terminal OR advanced OR cachexia OR cachexic
＃2　neoplasms OR neoplastic OR cancer OR carcinoma OR malignant OR malignancy
＃3　"nutritional support" [mesh] OR nutrition OR "fluid therapy" [mesh] OR rehydration OR dehydration OR hydration
＃4　nausea OR vomiting
Limits：1980/01/01 to 2010/11/30, Humans, English, Japanese

[臨床疑問4]（P80参照）
輸液は口渇を改善するか？

以下の検索式でPUBMEDを検索したところ，43件が該当した．これに加えて，hand search，Cochrane Libraryの該当項目，既存のガイドラインなどの引用文献を検索したが，臨床疑問に関連し，適格基準を満たすものは0件であった．
＃1 AND ＃2 AND ＃3 AND ＃4の適格論文の中から，輸液と口渇・口腔乾燥に関する記載があった11件

につき検討した．

#1　palliative OR hospice OR end-of-life OR terminal OR advanced OR cachexia OR cachexic
#2　neoplasms OR neoplastic OR cancer OR carcinoma OR malignant OR malignancy
#3　"nutritional support" [mesh] OR nutrition OR "fluid therapy" [mesh] OR rehydration OR dehydration OR hydration
#4　xerostomia OR thirst
Limits：1980/01/01 to 2010/11/30, Humans, English, Japanese

［臨床疑問 5］（P83 参照）
輸液は胸水による苦痛を悪化するか？　輸液の減量は胸水による苦痛を軽減するか？

以下の検索式で PUBMED を検索したところ，34 件が該当した．これに加えて，hand search, Cochrane Library の該当項目，既存のガイドラインなどの引用文献を検索したが，臨床疑問に関連し，適格基準を満たすものは 0 件であった．
#1 AND #2 AND #3 AND #4 の適格論文の中から，輸液と胸水に関する記載があった 3 件につき検討した．

#1　palliative OR hospice OR end-of-life OR terminal OR advanced OR cachexia OR cachexic
#2　neoplasms OR neoplastic OR cancer OR carcinoma OR malignant OR malignancy
#3　"nutritional support" [mesh] OR nutrition OR "fluid therapy" [mesh] OR rehydration OR dehydration OR hydration
#4　pleural effusion OR pleural effusions OR pleural fluid OR effusion OR effusions
Limits：1980/01/01 to 2010/11/30, Humans, English, Japanese

［臨床疑問 6］（P86 参照）
輸液の減量は気道分泌による苦痛を軽減するか？

以下の検索式で PUBMED を検索したところ，3 件が該当した．これに加えて，hand search, Cochrane Library の該当項目，既存のガイドラインなどの引用文献を検索したが，臨床疑問に関連し，適格基準を満たすものは 0 件であった．
#1 AND #2 AND #3 AND #4 の適格論文の中から，輸液と気道分泌に伴う苦痛に関する記載があった 7 件につき検討した．

#1　palliative OR hospice OR end-of-life OR terminal OR advanced OR cachexia OR cachexic
#2　neoplasms OR neoplastic OR cancer OR carcinoma OR malignant OR malignancy
#3　"nutritional support" [mesh] OR nutrition OR "fluid therapy" [mesh] OR rehydration OR dehydration OR hydration
#4　bronchial secretion OR death rattle
Limits：1980/01/01 to 2010/11/30, Humans, English, Japanese

［臨床疑問 7］（P89 参照）
輸液はせん妄を改善するか？

以下の検索式で PUBMED を検索したところ，31 件が該当した．これに加えて，hand search, Cochrane Library の該当項目，既存のガイドラインなどの引用文献を検索したが，臨床疑問に関連し，適格基準を満たすものは 6 件であった．
#1 AND #2 AND #3 AND #4 の適格論文の中から，輸液とせん妄に関する記載があった 10 件につき検討した．

#1　palliative OR hospice OR end-of-life OR terminal OR advanced OR cachexia OR cachexic
#2　neoplasms OR neoplastic OR cancer OR carcinoma OR malignant OR malignancy
#3　"nutritional support" [mesh] OR nutrition OR "fluid therapy" [mesh] OR rehydration OR dehydration OR hydration
#4　delirium
Limits：1980/01/01 to 2010/11/30, Humans, English, Japanese

［臨床疑問 8］（P92 参照）
輸液は倦怠感を改善するか？

以下の検索式で PUBMED を検索したところ，2,868 件が該当した．これに加えて，hand search, Cochrane Library の該当項目，既存のガイドラインなどの引用文献を検索したが，臨床疑問に関連し，適格基準を満た

すものは3件であった．
＃1 AND ＃2 AND ＃3の適格論文の中から，輸液と倦怠感に関する記載があった3件につき検討した．

＃1　palliative OR hospice OR end-of-life OR terminal OR advanced OR cachexia OR cachexic
＃2　neoplasms OR neoplastic OR cancer OR carcinoma OR malignant OR malignancy
＃3　"nutritional support"[mesh] OR nutrition OR "fluid therapy"[mesh] OR rehydration OR dehydration OR hydration
Limits：1980/01/01 to 2010/11/30, Humans, English, Japanese

[臨床疑問9]（P94 参照）
輸液は浮腫による苦痛を悪化するか？　輸液の減量は浮腫による苦痛を軽減するか？

以下の検索式で PUBMED を検索したところ，1,404件が該当した．これに加えて，hand search，Cochrane Library の該当項目，既存のガイドラインなどの引用文献を検索したが，臨床疑問に関連し，適格基準を満たすものは2件であった．
＃1 AND ＃2 AND ＃3 AND ＃4の適格論文の中から，輸液と浮腫に関する記載があった7件につき検討した．

＃1　palliative OR hospice OR end-of-life OR terminal OR advanced OR cachexia OR cachexic
＃2　neoplasms OR neoplastic OR cancer OR carcinoma OR malignant OR malignancy
＃3　"nutritional support"[mesh] OR nutrition OR "fluid therapy"[mesh] OR rehydration OR dehydration OR hydration
＃4　fluid retention
Limits：1980/01/01 to 2010/11/30, Humans, English, Japanese

2　生命予後

[臨床疑問10]（P97 参照）
輸液は消化管閉塞のある終末期がん患者の生命予後を延長するか？
輸液の減量は体液貯留症状のあるがん性腹膜炎患者の生命予後を短縮するか？

以下の検索式で PUBMED を検索したところ，626件が該当した．これに加えて，hand search，Cochrane Library の該当項目，既存のガイドラインなどの引用文献のうち，臨床疑問に関連し，適格基準を満たす16件につき検討した．
＃1 AND ＃2 AND ＃3 AND ＃4 AND の適格論文の中から，消化管閉塞のある終末期がん患者における輸液と生命予後に関する記載があった15件につき検討した．

＃1　palliative OR hospice OR end-of-life OR terminal OR advanced OR cachexia OR cachexic
＃2　neoplasms OR neoplastic OR cancer OR carcinoma OR malignant OR malignancy
＃3　"nutritional support"[mesh] OR nutrition OR "fluid therapy"[mesh] OR rehydration OR dehydration OR hydration
＃4　prognosis OR life expectancy
Limits：1980/01/01 to 2010/11/30, Humans, English, Japanese

[臨床疑問11]（P101 参照）
輸液はがん悪液質を認める患者の生命予後を延長するか？

以下の検索式で PUBMED を検索したところ，381件が該当した．これに加えて，hand search，Cochrane Library の該当項目，既存のガイドラインなどの引用文献を検索したが，臨床疑問に関連し，適格基準を満たすものは0件であった．
＃1 AND ＃2 AND ＃3 AND ＃4の適格論文の中から，輸液と予後に関する記載があった8件につき検討した．

＃1　palliative OR hospice OR end-of-life OR terminal OR advanced OR cachexia OR cachexic
＃2　neoplasms OR neoplastic OR cancer OR carcinoma OR malignant OR malignancy
＃3　"nutritional support"[mesh] OR nutrition OR "fluid therapy"[mesh] OR rehydration OR dehydration OR hydration
＃4　prognosis OR anorexia
Limits：1980/01/01 to 2010/11/30, Humans, English, Japanese

［臨床疑問12］（P104参照）
輸液は臓器不全のある終末期がん患者の生命予後を延長するか？

以下の検索式でPUBMEDを検索したところ，466件が該当した。これに加えて，hand search, Cochrane Libraryの該当項目，既存のガイドラインなどの引用文献を検索したが，臨床疑問に関連し，適格基準を満たすものは0件であった。
＃1 AND ＃2 AND ＃3 AND ＃4の適格論文の中から，輸液と予後に関する記載があった3件につき検討した。

＃1　palliative OR hospice OR end-of-life OR terminal OR advanced OR cachexia OR cachexic
＃2　neoplasms OR neoplastic OR cancer OR carcinoma OR malignant OR malignancy
＃3　"nutritional support" [mesh] OR nutrition OR "fluid therapy" [mesh] OR rehydration OR dehydration OR hydration
＃4　dysfunction OR failure OR insufficiency
Limits：1980/01/01 to 2010/11/30, Humans, English, Japanese

2 精神面・生活への影響

［臨床疑問13］（P106参照）
患者・家族が輸液を行う・行わない・中止することに関して感じる不安への適切なケアは何か？

以下の検索式でPUBMEDを検索したところ，1,831件が該当した。これに加えて，hand search, Cochrane Libraryの該当項目，既存のガイドラインなどの引用文献を検索したが，臨床疑問に関連し，適格基準を満たすものは7件であった。
＃1 AND ＃2 AND ＃3の適格論文の中から，輸液と予後に関する記載があった7件につき検討した。

＃1　palliative OR hospice OR end-of-life OR terminal OR advanced OR cachexia OR cachexic
＃2　neoplasms OR neoplastic OR cancer OR carcinoma OR malignant OR malignancy
＃3　"nutritional support" [mesh] OR nutrition OR "fluid therapy" [mesh] OR rehydration OR dehydration OR hydration
Limits：1980/01/01 to 2010/11/30, Humans, English, Japanese

［臨床疑問14］（P111参照）
輸液をしているために「外泊，退院できない」という患者への適切なケアは何か？

以下の検索式でPUBMEDを検索したところ，1,831件が該当した。これに加えて，hand search, Cochrane Libraryの該当項目，既存のガイドラインなどの引用文献を検索したが，臨床疑問に関連し，適格基準を満たすものは7件であった。
＃1 AND ＃2 AND ＃3の適格論文の中から，輸液と予後に関する記載があった7件につき検討した。

＃1　palliative OR hospice OR end-of-life OR terminal OR advanced OR cachexia OR cachexic
＃2　neoplasms OR neoplastic OR cancer OR carcinoma OR malignant OR malignancy
＃3　"nutritional support" [mesh] OR nutrition OR "fluid therapy" [mesh] OR rehydration OR dehydration OR hydration
Limits：1980/01/01 to 2010/11/30, Humans, English, Japanese

［臨床疑問15］（P114参照）
「点滴の針を刺される」ことが苦痛となっている患者への有効なケアは何か？

以下の検索式でPUBMEDを検索したところ，1,831件が該当した。これに加えて，hand search, Cochrane Libraryの該当項目，既存のガイドラインなどの引用文献を検索したが，臨床疑問に関連し，適格基準を満たすものは0件であった。
＃1 AND ＃2 AND ＃3の適格論文の中から，輸液と患者・家族の意向に関する記載があった1件につき検討した。

＃1　palliative OR hospice OR end-of-life OR terminal OR advanced OR cachexia OR cachexic
＃2　Neoplasms OR neoplastic OR cancer OR carcinoma OR malignant OR malignancy
＃3　"nutritional support" [mesh] OR nutrition OR "fluid therapy" [mesh] OR rehydration OR dehydration OR hydration

Limits：1980/01/01 to 2010/11/30, Humans, English, Japanese

[臨床疑問16]（P117 参照）
抑うつ状態にあり「これ以上生きていたくない」ことを理由に輸液を希望しない患者への適切なケアは何か？

以下の検索式でPUBMEDを検索したところ，1,831件が該当した．これに加えて，hand search, Cochrane Libraryの該当項目，既存のガイドラインなどの引用文献を検索したが，臨床疑問に関連し，適格基準を満たすものは0件であった．
＃1 AND ＃2 AND ＃3の適格論文の中から，輸液と予後，患者・家族の意向に関する記載があった2件につき検討した．

＃1　palliative OR hospice OR end-of-life OR terminal OR advanced OR cachexia OR cachexic
＃2　neoplasms OR neoplastic OR cancer OR carcinoma OR malignant OR malignancy
＃3　"nutritional support" [mesh] OR nutrition OR "fluid therapy" [mesh] OR rehydration OR dehydration OR hydration
Limits：1980/01/01 to 2010/11/30, Humans, English, Japanese

[臨床疑問17]（P121 参照）
抑うつ状態にないが「自然な経過に任せたい」ことを理由に輸液を希望しない患者への適切なケアは何か？

以下の検索式でPUBMEDを検索したところ，1,831件が該当した．これに加えて，hand search, Cochrane Libraryの該当項目，既存のガイドラインなどの引用文献を検索したが，臨床疑問に関連し，適格基準を満たすものは0件であった．
＃1 AND ＃2 AND ＃3の適格論文の中から，輸液と患者・家族の意向に関する記載があった3件につき検討した．

＃1　palliative OR hospice OR end-of-life OR terminal OR advanced OR cachexia OR cachexic
＃2　neoplasms OR neoplastic OR cancer OR carcinoma OR malignant OR malignancy
＃3　"nutritional support" [mesh] OR nutrition OR "fluid therapy" [mesh] OR rehydration OR dehydration OR hydration
Limits：1980/01/01 to 2010/11/30, Humans, English, Japanese

[臨床疑問18]（P124 参照）
患者の苦痛が強く死期が迫っているが，意思表示できない場合，家族が「食べられないので点滴をしてほしい」と希望するときの適切なケアは何か？

以下の検索式でPUBMEDを検索したところ，1,831件が該当した．＃1 AND ＃2 AND ＃3の適格論文の中から，適格基準を満たすものは95件であった．これに加えて，hand search, Cochrane Libraryの該当項目，既存のガイドラインなどの引用文献を検索し，臨床疑問に関連した3件につき検討した．

＃1　palliative OR hospice OR end-of-life OR terminal or advanced OR cachexia OR cachexic
＃2　neoplasms OR neoplastic OR cancer OR carcinoma OR malignant O R malignancy
＃3　"nutritional support"[mesh] OR nutrition OR "fluid therapy"[mesh] OR rehydration OR dehydration OR hydration
Limits：1980／01／01 to 2010／11／30, Humans, English, Japanese（検索式なし）

[臨床疑問19]（P128 参照）
患者は希望しないが，家族が「食べられないので点滴をしてほしい」と希望するときの適切なケアは何か？

以下の検索式でPUBMEDを検索したところ，1,831件が該当した．＃1 AND ＃2 AND ＃3の適格論文の中から，適格基準を満たすものは95件であった．これに加えて，hand search, Cochrane Libraryの該当項目，既存のガイドラインなどの引用文献を検索し，臨床疑問に関連した3件につき検討した．

＃1　palliative OR hospice OR end-of-life OR terminal or advanced OR cachexia OR cachexic
＃2　neoplasms OR neoplastic OR cancer OR carcinoma OR malignant OR malignancy
＃3　"nutritional support" [mesh] OR nutrition OR "fluid therapy" [mesh] OR rehydration OR dehydration OR hydration
Limits：1980/01/01 to 2010/11/30, Humans, English, Japanese

[臨床疑問20]（P131 参照）
終末期がん患者に1,000 mL/日の輸液を行う場合，生活への支障を来さないケアの工夫は何か？

以下の検索式でPUBMEDを検索したところ，1,831件が該当した。これに加えて，hand search, Cochrane Libraryの該当項目，既存のガイドラインなどの引用文献を検索したが，臨床疑問に関連し，適格基準を満たすものは0件であった。
＃1 AND＃2 AND＃3の適格論文の中から，輸液とケアに関する記載があった0件につき検討した。

＃1　palliative OR hospice OR end-of-life OR terminal OR advanced OR cachexia OR cachexic
＃2　neoplasms OR neoplastic OR cancer OR carcinoma OR malignant OR malignancy
＃3　"nutritional support"［mesh］OR nutrition OR "fluid therapy"［mesh］OR rehydration OR dehydration OR hydration
Limits：1980/01/01 to 2010/11/30, Humans, English, Japanese

［臨床疑問21］（P133参照）
1,000 mL/日の輸液を24時間持続して受けている終末期がん患者が夜間の頻尿に伴う不眠を訴えた場合，適切なケアは何か？

以下の検索式でPUBMEDを検索したところ，1,831件が該当した。これに加えて，hand search, Cochrane Libraryの該当項目，既存のガイドラインなどの引用文献を検索したが，臨床疑問に関連し，適格基準を満たすものは0件であった。
＃1 AND＃2 AND＃3の適格論文の中から，輸液と患者・家族の意向に関する記載があった0件につき検討した。

＃1　palliative OR hospice OR end-of-life OR terminal OR advanced OR cachexia OR cachexic
＃2　neoplasms OR neoplastic OR cancer OR carcinoma OR malignant OR malignancy
＃3　"nutritional support"［mesh］OR nutrition OR "fluid therapy"［mesh］OR rehydration OR dehydration OR hydration
Limits：1980/01/01 to 2010/11/30, Humans, English, Japanese

［臨床疑問22］（P135参照）
口渇による苦痛の緩和に有効なケアは何か？

（検索式なし）

（東口髙志，二村昭彦）

3 海外他機関によるガイドラインの要約

既存のガイドラインの記載のうち，終末期がん患者に対する輸液療法に関連する部分を抜粋して要約した。

E1 American Society for Parenteral and Enteral Nutrition ; ASPEN (2001)

- 終末期がん患者において，緩和目的の人工的栄養補給が適応となることはめったにない。【推奨レベルB：fair research-based evidence】
- 注意深く対象を吟味した場合には，在宅経静脈栄養（HPN）は生命予後とquality of life（QOL）を向上させる。適応は，1）セルフケアが可能，2）予測される生命予後が40～60日以上，3）社会的・経済的資源がある，4）低侵襲な他の内科的治療が無効。

E2 National Council for Hospice and Specialist Palliative Care Service ; NCPC (1994)

- 「輸液をする」「輸液をしない」といった一律な方針は倫理的に支持されない。
- 死が近づくと食物や水分に対する要求は減少する。エビデンスは限られているが，死期が迫っている患者では，輸液療法は生命予後の延長にも苦痛緩和にも貢献しない。
- 口渇はしばしば薬物によって生じ，輸液では緩和されない。口腔ケアと薬物の調整が最も適切である。
- 脱水が治療可能な要因から生じている場合（利尿薬・鎮静作用のある薬物の過剰投与，嘔吐・下痢，高Ca血症），輸液は適切な選択になる。
- 輸液療法が個々の患者に及ぼしている影響を，毎日（day-to-day basisで），利益と不利益を比較して評価しなければならない。
- 家族は，しばしば水分や栄養が十分に摂れないことを心配する。医療者は患者の利益を第一に考えるべきであるが，同時に，家族の不安にも対処しなければならない。

E3 European Association for Palliative Care ; EAPC (1996)

- 人工的水分・栄養補給についての望ましい意思決定過程として3つのステップを提案する。すなわち，1）意思決定に必要な8領域の評価を行う（①全身状態，②苦痛，③予測される生命予後，④脱水・体液過剰，栄養状態，⑤栄養摂取量，⑥心理状態，⑦消化管の状態・投与経路，⑧治療に必要な社会的資源），2）QOL・生命予後・脱水状態の改善など治療目標を明確にしたうえで，想定される利益と不利益を総合的に判断して治療を決める。そして，3）一定の期間をおいて定期的に治療効果を評価する。

E4 European Association for Palliative Care；EAPC（2001）：消化管閉塞に対するガイドライン

- 口渇は脱水の状態とは関係ないが，嘔気は輸液が提供されている患者により少ない。
- 輸液量が多すぎると消化液を増加させるので，利益と不利益のバランスを図ることが必要である。
- 静脈経路を確保することは終末期がん患者にとって困難・不快な場合があるので，皮下輸液を考慮する。
- 口渇の苦痛緩和には，口腔ケアが一般的に有効である。

E5 French National Federation of Comprehensive Cancer Centers；FNCLCC（2003）

- 終末期の脱水はしばしば不快ではない。【Standard，根拠レベル C：弱い研究方法に基づくエビデンス】
- 終末期がん患者に対する人工的栄養補給をルーチンで行うことは妥当ではない。【Standard，Expert opinion：エビデンスはないが専門家の意見は一致している】
- 経静脈栄養は，消化管閉塞のある患者において，栄養状態の悪化と脱水を防ぎ，QOL を改善する場合がある。【Standard，C】
- 人工的栄養補給・経静脈栄養は，生命予後が3カ月以下であると考えられる患者，あるいは，Karnofsky performance status が 50 以下・performance status が 3 以上の患者に対しては，妥当ではない。【Recommendation，Expert opinion】
- 静脈経路が得られないならば，輸液の経路は最も低侵襲な皮下経路などを選択すべきである。【Recommendation，Expert opinion】
- 口腔ケアは重要である。【Recommendation，Expert opinion】
- 脱水症状は生理食塩水 500〜1,000 mL/日の皮下輸液で大抵はコントロールできる。【Recommendation，C】
- 治療効果は一定の期間をおいて評価されるべきである。【Recommendation，Expert opinion】
- 評価は，performance status，QOL，患者（家族）の満足度を含むべきである。【Standard，Expert opinion】
- 栄養状態の改善や合併症率は人工的栄養補給の治療効果を決める主たる指標にはならない。【Standard，Expert opinion】

E6/E7 European Society for Clinical Nutrition and Metabolism；ESPEN ESPEN Guidelines on Enteral Nutrition（2006）／ESPEN Guidelines on Parenteral Nutrition（2009）

- 低栄養は，QOL と ADL を低下し，がん治療の副作用増加や反応性低下を生じ，生存率を短縮する。ただし，因果関係は必ずしも確立されていない。
- 治癒が見込めないがん患者には，飢えと口渇を癒す最小限の食事と水分を投与す

- る。【B】
- 水分投与は脱水による混乱をコントロールできる。【B】
- 皮下輸液による水分投与は病院でも在宅でも有用で，薬物投与にも利用される。【C】
- 経静脈栄養の適応は，経腸栄養が使えない，2～3カ月以上の生存期間，performance status あるいは QOL 改善が期待できる，患者が希望する場合に限る。【C】
- 経口・経腸栄養が使用可能である場合に経静脈栄養を用いる根拠はない。【A】
- がんそのものによる安静時エネルギー消費量（REE）への影響は明らかではないが，がん治療は REE を変化させる。REE を測定できない場合は，総エネルギー消費量（TEE）を実体重換算で，通院患者：30～35kcal/kg/日，寝たきり患者：20～25kcal/kg/日と設定する。【C】
- がん患者に対する経静脈栄養の目標は，低栄養またはがん悪液質を予防ないし治療し，がん治療の忍容性を高めるとともに有害事象をコントロールし，QOL を高めることによって，患者の身体機能と治療の結果を改善することである。
- 経静脈栄養の施行は，化学（放射線）療法による重度の粘膜炎，または重度の放射線腸炎の患者に推奨される。
- 補助的な経静脈栄養は，患者が十分な栄養を経口または経腸的に摂取することができない（推定エネルギー消費量の60％未満）期間が10日間以上続くと予想される場合に推奨される。
- 付加的な経静脈栄養は，体重減少を示し栄養摂取が低下している予後半年以上の終末期がん患者のサポートに有益である【B】

E8 American Society for Parenteral and Enteral Nutrition；ASPEN（2009）

- 終末期がん患者において，緩和目的の人工的栄養補給が適応となることはめったにない。【B】
- 注意深く対象を吟味した場合には，在宅経静脈栄養（HPN）は生命予後と QOL を向上させる。適応は，1）セルフケアが可能，2）予測される生命予後が40～60日以上，3）社会的・経済的資源がある，4）低侵襲な他の内科的治療（薬物療法，経腸栄養）が無効。
- Lundholm ら（2004）は，体重減少と摂食量が減少した終末期がん患者への夜間 HPN は，エネルギーバランス，生存率，最大運動能力改善に有効性を示し，Shang ら（2006）は進行がん患者における夜間 HPN は，消化器症状を抑制する効果より生存率，QOL の改善に有効性を示している。【B】

3 海外他機関によるガイドラインの要約

| E9 E10 | Definition and classification of cancer cachexia: an international consensus. The Lancet Oncology（2011）／European Palliative Care Research Collaborative；EPCRC（2011） |

- がん悪液質の定義と段階分類：がん悪液質とは，従来の栄養サポートで改善することは困難で，進行性の機能障害をもたらし，（脂肪組織の減少の有無にかかわらず）著しい筋組織の減少を特徴とする複合的な代謝障害症候群である。病態生理学的には，経口摂取の減少と代謝異常による負の蛋白，エネルギーバランスを特徴とする。がん悪液質は3段階で進行する（P48，Ⅱ章-9がん悪液質の概念と最近の動向，図12参照）。前悪液質段階では，代謝および内分泌に変化が現れ，5%以内の意図しない体重減少がある。次に悪液質段階では，半年間に体重減少が5%を超える，あるいはBMI 20未満，sarcopeniaと現体重の2%以上の体重減少，食事摂取量の減少と全身の炎症が認められる。さらに進行すると不可逆段階で，機能低下と免疫不全で余命3カ月未満となり，最終的には死に至る。介入試験を実施する際には，これらの段階を考慮して被験者を選定することが重要である。
- 進行がん患者において経静脈栄養の介入を必要とする機会は起こり得るが，このような状況は稀であり，行わないことを強く推奨する。

（二村昭彦）

■ガイドラインプールリスト

E1) American Society for Parenteral and Enteral Nutrition Guidelines for the use of parenteral and enteral nutrition in adult and pediatric patients. J Parent Ent Nutr 2001；26：82-83SA（ASPENガイドライン，2001）

E2) Biswas B, DUnphy K, Ellershaw J, et al. Ethical decision-making in palliative care：artificial hydration for people who are terminally ill. National council for hospice and specialist palliative care services 1994（NCPCガイドライン，1994）

E3) Bozzetti F, Amadori D, Bruera E, et al. Guidelines on artificial nutrition versus hydration in terminal cancer patients. European Association for Palliative Care. Nutrition 1996；12：163-7（ESPENガイドライン，1996）

E4) Ripamonti C, Twycross R, Baines M, et al；Working Group of the European Association for Palliative Care. Clinical-practice recommendations for the management of bowel obstruction in patients with end-stage cancer. Support Care Cancer. 2001；9：223-33（ESPENの消化管閉塞に対するガイドライン，2001）

E5) Bachmann P, Marti-Massoud C, Blanc-Vincent MP, et al；Fédération Nationale des Centres de Lutte Contre le Cancer（FNCLCC）. Summary version of the Standards, Options and Recommendations for palliative or terminal nutrition in adults with progressive cancer（2001）. Br J Cancer 2003；89：S107-10（FNCLCCガイドライン，2003）

E6) Arends J, Bodoky G, Bozzetti F, et al；ESPEN. ESPEN Guidelines on Enteral Nutrition：Non-surgical oncology. Clin Nutr 2006；25：245-59（ESPENガイドライン，2006）
http://www.espen.org/documents/ENOncology.pdf

E7) Bozzetti F, Arends J, Lundholm K, et al；ESPEN. ESPEN Guidelines on Parenteral Nutrition：Non-surgical oncology. Clin Nutr 2009；28：445-54（ESPENガイドライン，2009）
http://www.espen.org/documents/0909/Non-surgical%20oncology.pdf

E8) August DA, Huhmann MB；A.S.P.E.N. Board of Directors. A.S.P.E.N. Clinical Guide-

lines : Nutrition Support Therapy During Adult Anticancer Treatment and in Hematopoietic Cell Transplantation. JPEN J Parenter Enteral Nutr 2009;33:472-500(ASPEN ガイドライン,2009)
http://pen.sagepub.com/cgi/content/full/33/5/472

E9) Fearon K, Strasser F, Anker SD, et al. Definition and classification of cancer cachexia: an international consensus. Lancet Oncol 2011;12:489-95(がん悪液質の定義と分類に関する国際コンセンサス,2011)

E10) Radbruch L, Elsner F, Trottenberg P, et al. Clinical practice guidelines on cancer cachexia in advanced cancer patients with a focus on refractory cachexia. European Palliative Care Research Collaborative, 2011(EPCRC ガイドライン,2011)
〔Available from:www.epcrc.org〕

4 今後の検討課題

　以下に掲げる案件については，今回のガイドライン作成過程において議論したが収束できなかった，あるいは取り上げたが十分な検討および議論を行う時間がなかったなどの理由で，次回の改訂の際に再度の検討を要するものと判定された。

- 他の学術団体のガイドラインとの整合性
- 頭頸部癌，食道癌，肝臓癌における検討
- 関連した治療（胸水，腹水などに対する治療）との関連
- 生命予後やperformance statusなどを含む輸液療法の適応となる項目についての詳細な検討
- 倫理的検討をする場合のアルゴリズムやツールの提示
- 悪液質の病態と輸液との関連
- がん終末期における糖，蛋白・アミノ酸，脂肪の代謝動態の変化とそれに対応する輸液療法の詳細な検討
- 在宅経静脈栄養（HPN）についてのさらなる検討
- 皮下輸液の詳細な効果

（東口髙志）

索 引

(**太字**は主要ページ)

◆和文◆

あ

悪液質　13, **46**, 101
アシドーシス　20
アミグランド　21
アミゼット　21
アミニック　22
アミノ酸製剤　**22**
アミノ酸代謝異常　35
アミノ酸投与量　31, **32**
アミノトリパ　21
アミノフリード　21
アミノレバン　22
アミパレン　22
アルブミン　29
安静時エネルギー消費量　48

い

胃管　76
医原性栄養障害　44
意思決定　**53**
　　——能力　155
　　——のプロセス　59
意思表示　124
医事紛争　**148**
維持輸液　13, **21**, 25
　　——の電解質組成　20
違法性阻却事由　151
医療行為（の）拒否　155
医療訴訟　**148**
医療チーム　13
インスリン　34
インフォームド・コンセント　59
インフォームド・リフューザル　59

う

ウェルニッケ脳症　35
運動療法　50

え

エイコサペンタエン酸　50
栄養アセスメント蛋白　29
栄養管理　**30**
　　——のプランニング　30
　　——法の選択　17, 30
栄養教育　50
栄養サポートチーム　**37**
栄養指導　50
栄養指標　**27**
栄養障害　**26**
栄養状態　26
　　——，がん患者　**44**
栄養評価法　**26**
栄養不良　26
栄養療法　**16**, 17, 26
エネルギー消費量　28
エビデンスレベル　9
エルネオパ　22
エレメンミック注　22

お

嘔気・嘔吐　**76**
　　——の薬物療法　78
オールインワン製剤　**22**
オクトレオチド　77
オピオイドローテーション　89
オランザピン　78
温罨法　106

か

外泊　111
家族　**13**, 124
　　——ケア　118
　　——の意思　156
脚気　35
カテーテル　**38**
　　——関連血流感染症　38
がん悪液質　13, **46**, 101, 173
　　——の区分　48

間欠輸液　111, 133
看護ケア　80
肝性脳症　22
がん性腹水　**73**
がん性腹膜炎　**76**, 97
間接熱量　28
肝内胆汁うっ滞　34
肝不全　35, **104**
　　——用アミノ酸製剤　22

き

キシリトール　21
偽性低 Na 血症　36
キット製剤　**21**
気道吸引　86
気道分泌　**86**
キドミン　22
客観的栄養評価法　**28**
胸水　**83**

く

グルコース　21
クローズド・システム　39
クワッドバッグ製剤　22

け

経管栄養法　17
経口栄養法　17
経静脈栄養法　**16**
　　——の適応　18
経腸栄養法　16, 30
経鼻胃管法　17
経皮経食道胃管挿入術　17
経皮内視鏡的胃瘻造設術　17
経皮内視鏡的空腸瘻造設術　17
刑法　**151**
血圧（の維持・改善）　20
血管確保　16
血管内水分量　25
血管内脱水　74
血漿　23
　　——製剤　**20**, 25
研究デザイン　9
倦怠感　**92**

こ

高 Ca 血症　36, 89

高 Na 血症　36
口渇　**80**, **135**
高カロリー輸液　13, **16**
口腔ケア　**80**, **106**, **135**
口腔内カンジダ症　135
高血糖　34
抗コリン薬　78, 86
抗サイトカイン療法　**49**
膠質浸透圧　20
高浸透圧性非ケトン性昏睡　36
行動規範　58
高トリグリセリド血症　35
高齢者　18
呼吸不全　**104**
呼吸法　106
コルチコステロイド　49
昏睡　36

さ

在宅経静脈栄養　**37**
在宅用輸液システム　39
サイトカイン　47
細胞外液　19, **23**
　　——補充液　**20**
細胞内液　**23**
債務不履行　151
酢酸加リンゲル液　20

し

自己決定権　**155**
　　——の尊重　58
自然な経過　121
事前の意思　**155**
死の過程　6
死の質　6
ジフェンヒドラミン　78
脂肪肝　35
脂肪投与量　31, **32**
脂肪乳剤　**22**
ジメンヒドリナート　78
集学的アプローチ　50
重症疾患の診療倫理指針　58
重炭酸加リンゲル液　20
終末期がん患者　**13**
終末期癌患者に対する輸液治療のガイドライン　2
主観的栄養評価法　**27**
主観的包括的栄養評価法　27

出血傾向　18
消化液　24
消化管運動亢進薬　50, 78
消化管閉塞　76, **97**
小児　18
上腕筋囲　28
上腕三頭筋部皮下脂肪厚　28
上腕周囲　28
食思不振　101
自律原則　58
死を招く行為　151
シングルバッグ製剤　21
侵襲期　22
浸透圧　36
心不全　36
腎不全　35
　──用アミノ酸製剤　22
　──用高カロリー輸液製剤　21
心房性ナトリウム利尿ペプチド　74
心理的苦痛　**54**

す
推奨度　12
推奨の強さ　10
水・電解質投与量　**31**
水分必要量　31
水分量　23

せ
正義の原則　58
精神・神経障害症例　18
精神的ケア　117
静的栄養指標　**28**, 29
制吐薬　78
生命の質　6
生命予後　**4**
　──の評価　4, 5
生理食塩水　**20**
セレン欠乏症　36
前悪液質　47
穿刺時の痛み　114
せん妄　89

そ
総エネルギー消費量　48
臓器不全　**104**
総合的QOL指標　**69**

総合的栄養指標　**28**, 30
総水分量　23
組織間液　23

た
退院　111
体液貯留症状　95, **97**
体液分布　24
代謝・栄養学的特性（がん患者の）　44
体重の減少　27
耐糖能　34
　──異常　21
代用血漿剤　20
唾液　86
脱水　**80**, 89
ダブルバッグ製剤　21
蛋白投与量　31, **32**
蛋白質分解誘導因子　47
蛋白喪失　26

ち
窒素平衡　28
中カロリー輸液　**13**
中心静脈栄養法　**16**
腸管閉塞　74
長期留置用カテーテル　38
治療中止　148

て
低Na血症　36
低血糖　34
低酸素血症　90
滴定酸度　43
デルファイ法　161
電解質　**24**
電解質異常　**36**

と
糖質投与量　31, **33**
糖代謝の是正　20
動的栄養指標　**28**, 29
糖・電解質・アミノ酸キット製剤　**21**
糖・電解質輸液製剤　**21**
ドパミンD_2受容体拮抗薬　78
トランスサイレチン　29
トランスフェリン　29
トリパレン　21

トリプルバッグ製剤　22
ドレナージ　76
ドンペリドン　78

に
乳酸アシドーシス　35
乳酸加リンゲル液　20

ね
ネオアミユー　22
ネオパレン　22

の
脳性ナトリウム利尿ペプチド　74

は
ハイカリック　21
ハロペリドール　78

ひ
ピーエヌツイン　21
ビーフリード　21
皮下埋め込み式ポート・カテーテル　39, 111
皮下輸液　**41**, 111
　　──針　42
非侵襲期　22
ヒスタミン H_1 受容体拮抗薬　78
非ステロイド性消炎鎮痛薬　49
ビタジェクト注　22
ビタミン　22
　　──B_1 欠乏症　35
非蛋白カロリー窒素比　32
非蛋白熱量　32
ヒックマンカテーテル　38
必須アミノ酸/非必須アミノ酸比　21
必須脂肪酸　22
　　──欠乏症　35
必要エネルギー量　31, **32**
微量栄養素製剤　**22**
微量元素　22
　　──欠乏症　36
　　──投与量　33
頻尿　**133**

ふ
不安　**106**, 117
不可逆的悪液質　47

腹水　**73**
腹水濾過濃縮再静注法　74
浮腫　**94**
ブチルスコポラミン臭化物　77, 78
不法行為　151
不眠　**133**
フルカリック　22
フルクトース　21
プレアルブミン　29
プレフィルドシリンジ　22
プロクロルペラジン　78
ブロビアックカテーテル　38
分岐鎖アミノ酸　**21**, 50

へ
ヘパリンロック　40

ほ
芳香族アミノ酸　22
法的考慮要素　151
法的責任　148
法的問題　**147**
補充輸液　13, **20**, 25
　　──電解質組成　19

ま
マッサージ　106
末梢静脈栄養法　**16**

み
ミオクローヌス　90
ミキシッド　22
ミネラリン注　22

む
無加害原則　58
無力感　128

め
メトクロプラミド　77, 78

も
モリプロンF　21, 22
モリヘパミン　22

ゆ
輸液　13

――剤　19
――，合併症　34
――，拒否　141
――，禁忌　18
――，減量　137, 139, 149
――，種類　19
――，中止　**62**, 137, 139, 149
――，定義　**16**
――，適応　**16**
――療法　13, **16**
ユニカリック　21

よ
与益原則　58
抑うつ　**117**

り
リハビックス　21
リビング・ウィル　58, **155**
リラクセーション　106
リンゲル液　**20**
倫理原則　**58**
倫理指針　156
倫理的問題　137

る
ルート確保　16

れ
レチノール結合蛋白　29
レニン活性　74

◆欧文◆

A
AC　28
AGREE 評価　162
AMC　28
ASPEN ガイドライン　170, 172

B
β カロテン　33
BCAA　21, 50
Broviac カテーテル　38

C
cachexia　47

catheter-related blood stream infection（CRBSI）　38
cell-free and concentrated ascites reinfusion therapy（CART）　74
CoQ10　50

E
EAPC ガイドライン　170, 171
E/N 比　21
EPA　50
EPCRC ガイドライン　47, 173
ESPEN ガイドライン　171

F
FNCLCC ガイドライン　171

G
GFX 液　21

H
Harris-Benedict の式　31
Hickman カテーテル　38
home parenteral nutrition（HPN）　37
hyperosmolar nonketotic diabetic coma（HONK）　36

I
intravenous hyper-alimentation（IVH）　16

K
Karnofsky performance scale　4

L
L-カルニチン　50

M
M. V. I. 注　22

N
N-balance　28
NCPC ガイドライン　170
NPC　32
NPC/N　32
NSAIDs　49
nutrition support team（NST）　37

P
palliative performance scale　5
palliative prognostic index　5

palliative prognostic score　4
percutaneous endoscopic gastrostomy（PEG）　17
percutaneous endoscopic jejunostomy（PEJ）　17
percutaneous trans esophageal gastrotubing（PTEG）　17
parenteral nutrition　16
performance status　13
peripheral parenteral nutrition（PPN）　16
pre-cachexia　47
protein-energy malnutrition（PEM）　26
proteolysis-inducing factor（PIF）　47

Q
QOL　6
QOL 指標　**69**

R
rapid turnover protein（RTP）　28
refractory cachexia　47
resting energy expenditure（REE）　48

S
sarcopenia　26
subjective global assessment（SGA）　27

T
total energy expenditure（TEE）　48
total parenteral nutrition（TPN）　16
TSF　28

終末期がん患者の輸液療法に関するガイドライン
2013 年版　　　　　　定価(本体 2,400 円+税)

2013 年 1 月 31 日　第 1 版第 1 刷発行

編　集　　特定非営利活動法人　日本緩和医療学会
　　　　　緩和医療ガイドライン委員会

発行者　　古谷　純朗
発行所　　金原出版株式会社
　　　　　〒113-8687 東京都文京区湯島 2-31-14
　　　　　電話　編集　(03)3811-7162
　　　　　　　　営業　(03)3811-7184
　　　　　FAX　　　　(03)3813-0288
　　　　　振替口座　00120-4-151494
　　　　　http://www.kanehara-shuppan.co.jp/

© 2013
検印省略
Printed in Japan

ISBN 978-4-307-10159-2　　　　印刷・製本／三報社印刷㈱

JCOPY <(社)出版者著作権管理機構　委託出版物>

本書の無断複写は著作権法上での例外を除き禁じられています。複写される場合は，そのつど事前に，(社)出版者著作権管理機構(電話 03-3513-6969，FAX 03-3513-6979，e-mail : info@jcopy.or.jp)の許諾を得てください。

小社は捺印または貼付紙をもって定価を変更致しません。
乱丁，落丁のものはお買上げ書店または小社にてお取り替え致します。